脳卒中　　改善！！

吉村正夫：著
看護の科学新社

脳卒中は、小学校の、○、×のような物では、行きません。

脳卒中の症状は、人、それぞれです。
　「脳卒中になった。
　　が、ピンピンとしている人も、います。

　　　片腕が、不自由な方も、おられます。
　　　片脚が、不自由な方も、おられます。

　　　言葉が、しゃべれない方も、おられます。

　　　字も読めない方も、おられます。
　　　平仮名も書けない方も、計算も出来ない方も
　　　パソコンも、打てない方も、おられます。

　　　寝たきりになってしまう方も、おられます。
　　　亡くなってしまう方も、おられます。」

　　世の中には、星の数ほど、症状があります。

人、それぞれです！！

生きていれば、
　　可能性に、かけてみて下さい！！

また、当時の私の記憶・記録に従って、書きました。
法律は、順番に変わっていきます。　悪しからず、ご了承下さい。

吉村正夫の脳画像

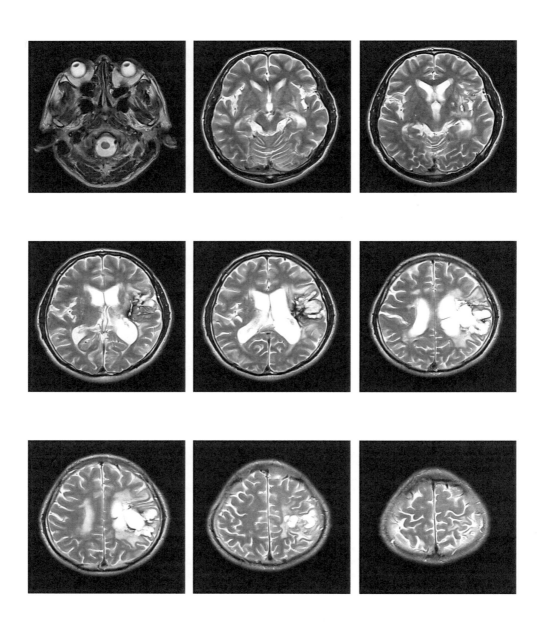

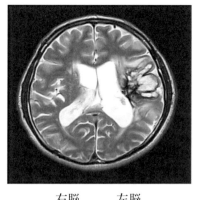
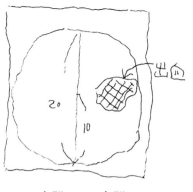

　　　　　右脳　　　左脳　　　　　　　右脳　　　左脳

（前ページの写真は、私の脳を断層撮影したものです。
　画像は、反転しているかもしれないが、文章通りで合っています。）

吉村正夫の脳。

　　私が、被る帽子は、58cm。円周率、3.14。
　　概算　円の直径は、20cm。半径は、10cm。出血範囲は、8cm。

　　　　　右半身不随
　　　　　　　　（左脳が出血。神経は、交差している。）

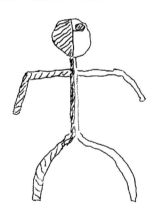

　　　　　右脚、右手　　　　　　　　　　左脚、左手

医師の話によれば、５cm以内ならば、手術可能。
だけど、広がりすぎて、手術は、不可能・・・・・・・・

（脳卒中については、「**注目！！**」のページを、参照。
　また、失語症については、次のページを、見て下さい。
　難しかったら、"ふ〜〜〜ん・・・"と言って、読み流して下さい。）

失語症について Original （七條文雄）

< Last update: Jan. 14, 2013 > （since November 27, 1996）

連絡先：shichijo@nmt.ne.jp

1. 失語症とは？

　　成長と共に一旦形成された言語機能が、大脳の病変により障害され、言語の理解障害や表出障害を来した状態をいいます。

2. 言語障害には？

　　言語障害には、失語症と構音障害があります。

3. 両者の相異は？

　失 語 症：会話の内容に障害があります。

　構音障害：会話の内容は正確。舌や口唇の運動麻痺により、ろれつが回らない状態です。

4. 失語症の種類

　ブローカ失語（運動性失語）：非流暢、言語理解は比較的良好、復唱障害、呼称障害、
　　　　　　　音読障害、書字障害

　ウェルニッケ失語（感覚失語）：流暢、錯語、言語理解障害、復唱障害、呼称障害、
　　　　　　　音読障害、読み理解障害、書字障害

　全 　失 　語：非流暢、口頭理解障害、復唱障害、呼称障害、音読障害、読解障害、
　　　　　　　書字障害

　超皮質性運動失語：非流暢、口頭理解良好、復唱良好、呼称障害、音読障害、
　　　　　　　読解良好、書字障害

　超皮質性感覚失語：流暢、錯語、反響語、口頭理解障害、復唱良好、呼称障害、
　　　　　　　音読障害、読み理解障害、書字障害

　混合型超皮質性失語：非流暢、反響語、口頭理解障害、復唱良好、呼称障害、
　　　　　　　音読障害、読解障害、書字障害

　伝導失語：流暢、錯語、口頭言語理解良好、復唱障害、呼称は軽度、音読障害、
　　　　　　　読み理解正常、書字障害

	発話	書字	聴理解	読解	復唱
Broca 失語（運動失語）	×	×	○	○	×
Wernicke 失語（感覚失語）	△錯語	△	×	×	×
全失語	×	×	×	×	×
超皮質性運動失語	×	×	○	○	○
超皮質性感覚失語	△錯語	△	×	×	○
混合型超皮質性失語	×	×	×	×	○
伝導失語	○	○	○	○	×

5. 失語症の原因

　大脳の局在性病変（脳腫瘍、頭部外傷、脳内出血、脳梗塞など）により大脳の言語機能に関与する部位に障害が生じて失語症が発症する。

　たとえば、大脳優位側（通常左側）の前頭葉の下前頭回後部（運動言語中枢）の障害でブロカ失語が、側頭葉の上側頭回後部（感覚言語中枢）でウェルニッケ失語が、弓状線維束障害で伝導失語が生ずる。

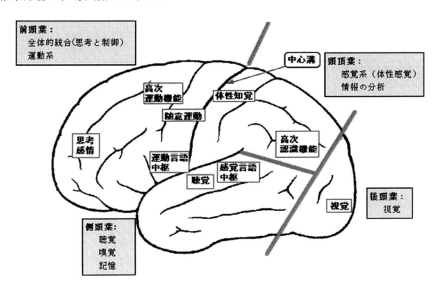

6. 大脳優位側と非優位側

　通常、左半球は優位側、すなわち、言語・算術・理論等を主たる役割とし、右半球は非優位側、すなわち、音楽・幾何学・発想等を主たる役割としている。

〔注：右利きの97％、左利きの50-60％において言語機能は左半球優位といわれている。〕

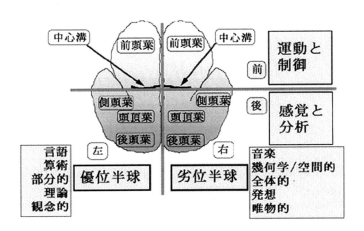

http://www.nmt.ne.jp/~shichijo/aphasia.html 　　　　　　　　〔注：資料を一部加工〕

目次　　　　　　　「脳卒中　改善！！」

1章	吉村正夫の脳画像　注目！！　前書き　等	・・・	2
2章	２００７年１月２３日　倒れた・・・	・・・	13
3章	中津川市民病院・下呂温泉病院の様子	・・・	14
4章	家に帰る　　施設に入る	・・・	27

5章　これでは、ダメだ！！　　　　　・・・　35

6章　「そらが、（×ひ×）はれた。」　　・・・　40
　　　言葉が、しゃべれた！！
　　　字が、書けた！！

| 7章 | ２００９年からの、目標を立てよう！ | ・・・ | 51 |

8章　杖無しで、歩けた！！　　　　　・・・　59

9章	「手記　ありがとう」の締めくくり	・・・	63
10章	もう一度、言います。	・・・	67
11章	中日新聞に載る	・・・	75
12章	テイラー博士からのメッセージ	・・・	82
13章	また、・・・	・・・	90
14章	中津高校での退職講演会	・・・	104
15章	最終章	・・・	112

16章　**治るのか？**　結論は？　　　・・・115
　　　可能性を信じて！！

| 17章 | 後書き | ・・・ | 134 |

さて、次のことを、読んで下さい。

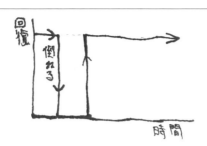

①：倒れる→突然、正常に戻る！！
　　「あり得ない」と、思います。
　　また、素人が言う。　「脳卒中が、治りました！！」
　　これも、「あり得ない」と思います。
　　　「脳に、どこかしら、**損傷が起きている。**」と、思います。

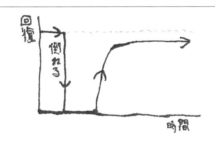

②：倒れる　→　一般的に示される、図。
　　が、「人、それぞれだ！！」と、思います。
　　一般的に示される図は、「『**軽く、すんだ。**』の図だ！！」と、思います。

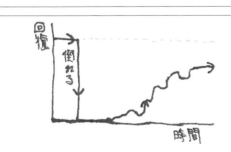

③：倒れる　→　『如何に、早く、回復させるのか？』、
　　　　　　　　『如何に、努力させるのか？』に、
　　　　　　　　　　　かかっている、と思います。

入院期間・限度は、おおむね、180日です。
でも、脳卒中の場合は、「入院期間」と、**「回復期間」は、別物**です。
　　　　吉村正夫は、**そう、信じています。**

家族の方。　　応援しています。
私に向かって、『助けて欲しい！！』と、
　　　　　言うのであれば、それは、ド素人の私には、無理です。

また、「脳卒中が、治りました！！」と言う、素人が居ますが、
　　　そういうことは、医師にしか、権限は、ありません。
　　　"そういう人『も』、居るんだ・・・と、捉えて下さい。
　　　　　　　　　　　　　　　　（１２７・１２８ページ、参照。）
　『改善の可能性は、ある！！』と信じ続けて、やって欲しいです。

脳卒中の概略　　日本における推計

脳卒中に関する解説本は、詳しくは、医学書参照。
次の３パターンのみ、書きます。　　よろしくお願いします。

①：血管が破れる→脳出血：
　　脳内の血管（動脈）が破れて、出血する。
　　　　　（私の表現：血管（堰）が、決壊し、出血する。
　　　　　　　　　　　私のように、爆発しているように見える物。）

②：血管が破れる→くも膜下出血：
　　動脈瘤が破裂して、脳表面と、くも膜の間に、出血する。

③：血管が詰まる→血液の流れが悪くなる→脳梗塞：
　　脳の血管が詰まり、そこから先が血液不足になるため、
　　　　　　　　　　　　　　　　脳の組織に障害が起きる。

様々なケースがありますので、
　　　一概には、「治りました！」ということは、難しいと、思います。
脳卒中と言っても、脳の左右でも違うと思いますし、
　　　年齢も（若い方から、高齢の方まで）関係するし、
　　　　　　　幅が大きい、多種多様だ、と思います。

　　日本では、脳卒中で、患者数は、約300万人という話です。
　　毎年、約25万人の方が、脳卒中で、倒れている、という話です。

前書き

脳卒中で倒れ、ＩＣＵ（集中治療室）に、運ばれた・・・
医師が、言ったそうだ。　「３日間が、勝負だ！！」
　　　　　　　　　　　　　　　　　（母親の手記より）

これは、私が脳卒中で倒れた時から、
　休職期間中等の、３年半有余の、（一部）復活の、あらすじです。
　　　　また、その時・その後で、考えたことを、記述した物です。

発症当時、46歳でした。
　　　　　　　　高校の数学の教員をやっていましたが、退職しました。

さて、長い、手紙を、書くことにします。
パソコンの練習で、打ち始めた文章です。（左手一本で打ちました。）

私は、いい加減な人間です。　　文章の調子に合わせて、読んで下さい。
失語症もあり、多少言い回しも、適切では無いこともあります。
文句もありますし、愚痴も登場します。　けれども、一切、真実です。

医師・リハビリ等への質問は、悪しからずご遠慮下さい。
リハビリの部分は、先生方に、手伝ってもらいましたが、
　　　　私の場合のみの事ですので、
　　　　　　　他の方が、そのままやっても、どうかと疑問です。

私は、ド素人です。　各個人によって、それぞれ、病状は違います。
　「すべて」の方に、通用するわけでは、ありません。
　　　　　　　吉村正夫の、一例です。　参考にして下さい。
また、時々、私が思っている、悪い例等が出て来ますが、
　これも、私の感想なので、気に入らない箇所は、省略して下さい。

脳卒中・失語症等の方を、抱えている御家族等の方々。
　ご本人の気持ちの参考になれば、幸いです。
　　励ましになれば、幸いです。

一般の読者の皆さん。　参考になればと思います。

この話は、亀のような歩みの話です。
　　決して、兎のような歩みの話では、ありません。

もう一度、言います。
　　ド素人の、吉村正夫の体験記です。
　　すべての方に、通用する訳では、ありません。　ご了承下さい。

　　　　　　　　　　　　　　　　　　　　　　　　吉村正夫

[注：この本では、「障害者」という、表記が使ってあります。
　　　　　　　　　　　　　　　　　　　　　ご了承ください。]

[注：この、文面を読んでいると、
　　　　　さも、すらすら、読んでいる感じがするでしょう？

　　音読は、多少、読めます。　が、自由な会話となると、
　　　　　　　"私に、お茶を、下さい。"と言うのでも、辛いです。
　　"私が、・・・で、に、・・・お茶、・・・に、は、を下さい。"と、
　　　　　　　　　　　　　　　　　言う、感じで、読んで下さい。

失語症・高次脳機能障害は、難しくて分かりませんが、
　　　　　　　　　　　　　　何かが、健常者と違います。

文字の大きさ、文字のバラケ具合、抑揚等で、表現しました。
　　（「こんな患者もいます」という、一例になれば、幸いです。）]

[注：専門用語が出て来ますが、その部分は、飛ばしてもいいです。
　　　　　　　　　さして、本文には、影響しません。]

［注：私の住んでいる場所は、岐阜県中津川市です。（地図、参照。）

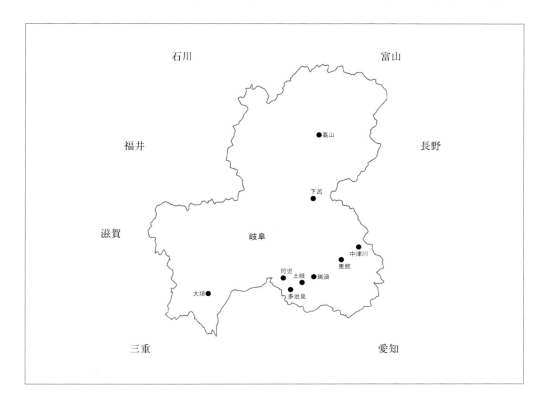

また、文中、中津高校という、高校名が、登場します。
これは、昔（明治39年）、中津町というものがあって、
　　　（故）間杢右衛門氏により、校地校舎を寄付されました。
　　　　　　　　　　　　　　　　　　　（中津町立中津高等女学校）
市制改革により、中津川市に変わりましたが、
　そのまま残った校名です。　100年、経った、古い学校です。

なお、かすれている箇所、汚れ等は、
　吉村正夫自身の原稿による物です。　悪しからず、ご了承下さい。］

（2007 年 1 月 23 日、21:00 ぐらいのこと、）　　倒れた・・・

本を読んでいた。　　突然、頭が痛くなった。

「おーい、おーい・・・」と、　2 回呼ぶが、誰も来てくれない。
声も、出せない。

（もう、終わりか・・・・・・）

母親が、"今、変な声がしたような気がする。"と、言う。
2 階に上ってきた。

後は、記憶がない。

救急車の隊員さんの、微かな記憶が、ある程度。
　　　　　　　　　　　　　　[注：中津川市民病院に、搬送される。]

　　　　・・・・・・・・・昏睡・・・・・・・・・

いつごろかは、分からないが、夢を見た。

　　　"こっちに、おいで・・・"、と、
　　　　　　　　手招きする方が、居る・・・・・・

２週間、寝ていた（そうだ）。

医師が、声を掛けてくる。　　「どう？」

　　　　"！＃＄％＆・・・？？？
　　　　＃％')＝、〜￥・・・？？？
　　　　＠＄＆Ａ、＋＞}！！！！！"

言葉が出ない。　　**失語症**である。　　**右半身**も効かない。

泣く。　言葉が出ないから、もう声も出す気力もない。
　　　　　　　　　　　　　　（この辺り、記憶が、曖昧・・・）

夜、起きたとき、看護師の方に、メモを下さい、と、
　　　　　　　　　　　　　　　手振り身振りで、お願いする。
　　　　"（あっ！！　字が、浮かんでこない・・・・・・・・・）"
　　　　　　　　　　　　　　　　　　　　[注：高次脳機能障害]

グチャグチャの落書きが、
　　　今も取ってある。（コピー）

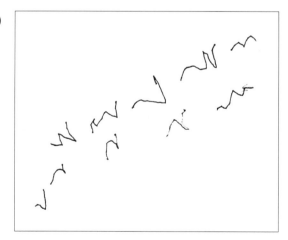

"（もう、終わりかな・・・・・・）"

　　　[注：私は、右利き。　以後、私の書く文字は、左手で書いた物。]

大勢、お見舞いに来てくれた。
　中津高校の卒業生、近所の人、親類等。

野村（真）、市田、塚本、勝川先生なども、来てくれる。

野村（真）先生が、変な文字を書く。
　"（？・・？？・・・・・・）"　　　（高次脳機能障害）
　　　　　　　　　　　　　　　　　　　（2008 年 6 月の稿　参照）

市田先生が、笑う。　　　　"何という、漢字だったっけ？"と、笑う。
　"（それでも、書道の先生かよ・・・・・）"
　　　[注：意識は朦朧としていたが、聴覚はしっかりしていた。]

　（野村（真）、市田、塚本、勝川先生：いずれも中津高校の同僚。）

```
ICのDVDとMDを
　　　　　おいていきます。
思ったより元気そうで安心しました。
でも無理しないで。少しずつ、少しずつ。
みんなずっと待ってます。　　野村

先生の顔を直接見て、やっと安心できました。
絶対　治ると信じています！　　市田

他の先生から様子は聞いていましたが
実際にお顔を見て少しホッとしました。
話せないつらさがよくわかります。たいへん
でしょうが ゆっくり リハビリしてください。
けっして アセらないように…　　塚本

思っていた以上に お元気で ほっとしました リハビリは
大変だけれども やれば やった分 よくなることを 信んじて
頑張って下さい　先生の頑張りを応援しています
　　　　　　　　　　　　　　　　　　勝川
```

　（家の者が、何でもいいから書いて欲しい、と言って、
　　　　　　　　　　　　ノートを置いて行ってくれる。）

言語訓練。　　先生が、ベッドサイドに、腰を下ろして、・・・
　　記憶に、無い。　　（先生が、いた記憶は、有る。）

んーんーんんんーんーん、んーんーんんーんー、
　　・・・・・・・・・・・・・・・・・・・

（ほーたーるの、ひーかーり、まーどーの、ゆーきー、・・・、
　　　　　　　　　　　　　　と、歌って、いるつもり。）

（中津高校では、もう卒業式かな？）と、思う。

落書き帳を、持ってきてもらう。　（当然、言葉は、出ない。）
（記憶に無いけれど、"南無阿弥陀仏"等の、文字もある。）

妹が、髭を剃ってくれる。
母親が、お弁当を持ってくる。　　私に付きあって、黙々と食べる。
風呂に、入った。　　ストレッチャーに、そのまま入る。　　３回かな。

中津川市民病院を、（2007年３月１５日）退院（？）。

ストレッチャーのままで、車で移動する。
　　"（どこに、行くのだろう？）"

下呂温泉病院に転院。　ストレッチャーに、そのままで、脳の検査。
　　　　脳の検査が、終わると、いきなり、車椅子に、座らされた。

リハビリを開始する。

矢野先生の、手の運動、肩の亜脱臼も開始する。
　　　　　　　　　　　　　　　　　　　（亜脱臼は、p39 参照。）

リハビリの合間に、話しかけられる。
　　"矢野：乗っていた、車の名前は？"
　　"私　：？・・・？？・・・？？？・・・"　分からない・・・・・・

武田先生の、歩行訓練も開始する。　　4点杖も買う。

言語の訓練も開始する。　　大島先生の、計算問題。
　　　３＋２＝？？？・・・　　　　　グチャグチャに、なっている。

大島先生の、助言により、模写も開始。
　（当然、手、足、等の簡単の漢字から。　解の公式も、出来ない。
　　中津川市民病院で、書いた物は、綺麗サッパリ、忘れている。）

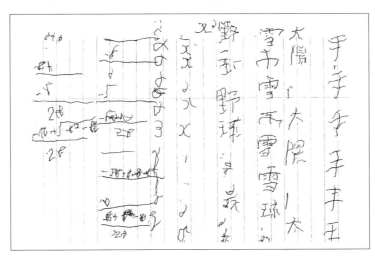

矢野孝久先生：作業療法士（ＯＴ）
　　　　　　　　　　　　　（主に、手を使った動作、生活動作。）
武田康裕先生：理学療法士（ＰＴ）（主に、歩行。）
大島いづみ先生：言語聴覚士（ＳＴ）（主に、言語、聴覚、嚥下。）

靴を購入。　布製の靴。　触られると痛い！！　右半身痛い！！

車椅子が、辛い。　朝の、支度も辛い。
洗面台に、顔を上げるのが辛い・・・　小便も、辛い・・・

薬を、大量に渡される。　便秘に、なる。　辛くて、辛くて・・・
（どうも、おかしい・・・
　　後日、薬剤師の先生の方と、話をしようとするが、
　　　　　　　　　　言葉が、しゃべれない！！）

風呂が、気持ちいい。　海水パンツで、入る。
下呂温泉病院は、温泉治療で、有名。　初めて、気づいた。
　　　　　（右脚が、変な格好・・・　右脚のみ、約４５度がに股。）

けれども、全部自分のことは、自分でしなくては、ならない。
　　時間がかかる。　脚が組めない、靴下が履けない、等、苦労する。
　　ポツン・・・、と、一人取り残されて、淋しい・・・・・・
　　　　　　　“（治らないかな・・・・・・）”と、思う気もする。

“一緒に、話をしよう。”と、同じ病室の方から、誘われる。
　「（私）：＄＆）、＊＠〜＝（。　！＃％。」
“全然、分からない。”　・・・・・・　（落ち込む・・・）

（３月ごろ）　　（矢野先生）
　ベッドの横で脚を下ろして、座ったままで、何分か保たせる練習。
　トレーナーを脱ぐ、（また、着る）練習、
　　　　　　　　　ズボンの上げ下ろしをする練習、等。）

　亜脱臼をおこしているため、
　　“三角巾をすると、いいですね。”との、アドバイスをうける。

（３月ごろ）　　（武田先生）
　４点杖を、使って、歩行訓練。
　パンパンに腫れた右脚を、ハドマーという、機械で治療する。

（３月ごろ）　　（大島先生）
　毎回、毎回、“今日は３月＄＃日ですね！”と、言っているが、
　　　　　　分からない！！　　すでに、今日の記憶が無い！！

（３月ごろ）　　院内で、音楽のミニコンサートが、開かれる。
　　　　　　“（ギターを、持ちたい！！　歌を、歌いたい！！）”

（４月ごろ）　　車いすで、つかまり立ちをする。
　　　　　　　　２０回が、限度。　　また、脚の装具を、購入。

希望があった。　　復帰、出来るかもしれない。
　　　　　　　（けれども、転地治療は、重度の障害の極み。）

（４月半ば）
　妹が、双子の小学校の入学式のアルバムを持ってくる。
　“（入学式の記念アルバムなど、もういいよ。）”　　伏せる。

　このあと、河原に連れてってもらう。　　下呂は、まだ、桜の見頃。
　甥っ子が車の下に、ゴミを捨てるシーンが、鮮明に記憶している。
　　　　　　“（ダメ、ダメ！　ダメ！！）”

（このころから、記憶、季節感、時間的感覚が、戻って来た気がする。）

［５月ごろ］　　（矢野先生）
　利き手の右手が、麻痺しているので、
　　　　　　細かく器用な手作業を、左手で出来る様にする、練習。
　　　（と、同時に左手でのマウス操作。）左脚の筋力向上練習（筋トレ）。
　右腕の関節の曲げ伸ばし範囲を、維持するための運動。
　　　　　ないし、右腕の筋肉が短くならないような、ストレッチ。
　右腕にある麻痺して、ダラーンとした、筋肉の張りを高める運動。

［５月ごろ］　　（武田先生）
　右脚の、可動域訓練。同時に、右脚の、筋力再教育訓練。
　てすりを、使った、階段昇降訓練。
　　（辛い！　辛い！！　ひたすらに、辛い！！！
　　　　　　だって、右脚は、ダラ～～～ンとしたままの、状態。）

［５月ごろ］　（大島先生）
　　口頭指示に従って、物を操作する、訓練。
　　（８～１０物品中、）１～３物品を操作。
（物品が多くなり、操作物品も増えると、
　　　　　　　　　　　　それだけ複雑になり、難しくなる。）
　　　　　　　　けれども、これが、分からない！！

［５月ごろ］　父親と母親に向かって、
　　　"（もう、いいよ。）"と、言う言葉を、しばしば、口に出す。
　　　　　　（帰って！！！　帰ってよ！！！）

　妹が、看護師さんに、向かって、
　　　"お願いします。　あと、１ヶ月でもお願いします。"と、
　　　　　　　頼み込んでいる、シーンが、目に、焼き付いている。

外泊した折、教え子のＫさんから、たまたま、電話が入る。
　"（妹）兄は、病気です。"
　「ええー！！！」

中津高校に、顔を出す。
いろんな方が、口々に、"頑張れよ！"と、言ってくれる。
　　　　"（私）：・・・・・・・・・"

父親が、手を、置く台も、用意してくれる。（台車付き）（写真）
これが、辛くて、辛くて、泣きそうになる。
　（私は右手が、不自由。加えて、手首が変な格好で、曲がっている。
　　　　　　　　　しかも、小指も・・・・・・）

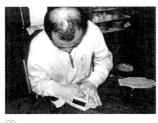　　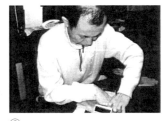　　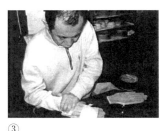
　　①　　　　　　　　　②　　　　　　　　　③

［６月ごろ］　卒業生が、色紙（寄せ書き）を、持って来てくれる。
　　　これには、感動した。　　また、気持ちが、湧いてくる。

また、洞田先生から、手紙が来る。
　　"・・・職員室で、怒鳴り声を出していた先生。
　　　　　雪の降った朝、雪かきをしていた先生。・・・"等の、
　　　　　文言が、並んでいた。　　また、気持ちが、湧いてくる。
　　（洞田和園先生：元同僚。
　　　　　　　手記の題字を書いていただいた、先生。）

国語辞典も置いてもらう。
　（字面は、分かる！　行間が、飛んでしまう。読みづらい。）
　　　しかも、言葉が出ない！　（どうしてなんだ！！！）

また、模写に熱が、入る。
　絵、図も描いたが、
　　　　　時計の図は、変。

（0,1,2,(3),4・・・、とあるが、
　　　いきなり、22に飛ぶ！）

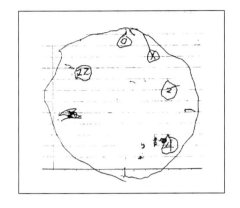

妹が、腕の装具を、作って来てくれる。　非常に重宝する。
　　　　　　　　　　　　　　　（写真は、8月の稿参照。）

また、5階の歩行訓練。（4点杖、半周。）
　　　　　看護師さんが、付き添ってくれる。

［6月ごろ］　（大島先生）　（下の物は、カード式になっている。）

口真似が、気に入った。　口の形を、真似をする。
　　非常に参考になった。　あいさつ、"リハビリ"、"暑い"、
　　　　　　　　　　　　"寒い"、"痛い"、"すみません"、等。

相向かいになって、やる。　ゆっくり！！
　　　　　　　　　　　　（リ・・・ハ・・・ビ・・・リ）
5〜10回、ハッキリ、やる。（イメージ図　次ページ）

呼称。　（物品の名前を、言うこと）の、訓練。
書称。　（物品の名前を、書くこと）の、訓練。

　　　笑顔が、少し、元気になってくる。　（まだまだ・・・）

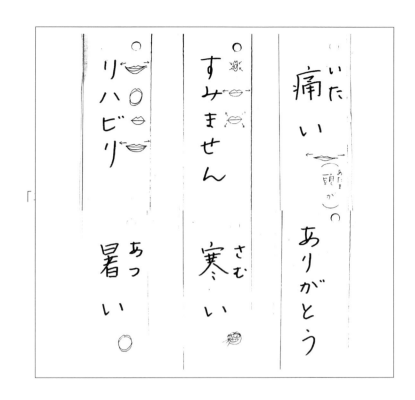

［６月ごろ］　（矢野先生）
　ベッドの縁を座った状態で、ずって行く方法も、教えてくれる。

［６月ごろ］　（武田先生）
　Ｔ字杖を、使って、歩行訓練。
　階段昇降訓練（４点杖→Ｔ字杖）　立位での、バランス訓練。
　　　　　（辛い！　辛い！！　ひたすらに、辛い！！！）

［７月ごろ］　初めて、外に出る。　看護師、付き添い。
　　　　　　　病院の近くを歩く。　怖い！！　特に、スロープ。

［７月ごろ］　（矢野先生）
　　お手玉を、持ち上げる訓練は、辛い。

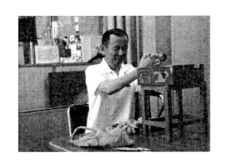

［７月ごろ］　（武田先生）
　　"最後に、寝ころんだ状態から、立ってください。
　　　無論、何でも、いいです。掴まっても、いいです。
　　　ベッド、箱、・・・等、やってみなさい。
　　　　（と、同時に、床に座る訓練。）"　　これには、苦労する。

［７月ごろ］　最後のテスト。　大島先生が、言った。
　　大島：覚えている、動物の名前を言ってください。
　　　　　　制限時間は、１分です。
　　私　：い、ぬ。・・・・・・ね、こ。・・・・・・さ、る。
　　　　　・・・・・・く、ま。・・・・・・・・・し、か。"

　　おお！　素晴らしい！！　喜ぶ！！！
　　　　　　　　　　　　　　　　あとの、テストは、サッパリ。

[注：他のテストの結果。（大島先生　談。）
　　　聞く理解、読む理解、話し言葉の理解と、動詞の出てくる頻度、
　　　漢字・単語の書字、計算など、全体的に、改善が認められる。]

　　　けれど、やっぱり、サッパリ。　実感が、無い・・・・・・

(((７月２２日　あと、３年間の休職の辞令が届く。　毎年、更新。)))

［８月ごろ］
　　大島先生。　言語の訓練。
　　高校入試の問題集を、持って来てくれる。
　　　　　　　　　　　　　　でも、サッパリ、・・・・・・

　　武田先生の訓練も、あいも変わらず、続いている。

矢野先生。
　風呂に入る、練習も行う。

　家の改修や、
　　必要な、福祉用具の提案。

「箸ぞうくん」と、
　　いう名前の箸を
　　　勧めてくれる。
（有限会社　ウインド）

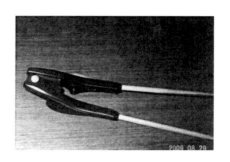

花火大会を、見せてくれる、介護助手さん。
　　　　　　　　　　　　　　　　でも、怖い！！　窓際が、怖い！！

寄せ書きを見て、
　　　　"ふ～～～ん、いい先生なんだ。"と、介護助手さん。

退院する直前。
介護助手さんが、病院の周りを車椅子で、
　　　　　　　　　　散歩に連れ出してくれる。　いい思い出。

薬を、出してもらう。（手記で、必要な部分のみ、取り上げます。）
　　デパケンＲ錠　　　　パントシン散 200mg／Ｇ　酸化マグネシウム
　　（パントシン散 200mg／Ｇと、酸化マグネシウムは、混合。）

先生らと、記念に、写真を撮る。

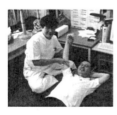 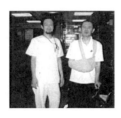 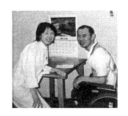

　　　　　矢野先生　　　　　武田先生　　　　　大島先生

矢野先生から、手紙をいただく。

吉村　正夫　様　ホームプログラム

作業療法（腕に関して）

将来的にも、脳のダメージが大きすぎるため、右腕の動きの回復は困難と考えられます。
これからも右腕に関しては、各関節を固めて（関節拘縮させない）しまわないこと、歩くことへの支障とならない姿勢（右上肢の位置の固定）で保持させること、肩の亜脱臼の予防に心がけてください。また、健側である左腕や左手の能力を高めることを継続して行ってください。

そのために

1．自分での別用紙のホームプログラムメニューの継続
2．可能な限りの他人（病院や施設のセラピスト）による各関節の持続的なストレッチ
3．常に右腕への意識づけ。三角巾（スリング）の装着も一手段

4．左手でのパソコンのマウス操作やキーボード操作（文章模写や簡単なゲームソフトでのゲーム）
5．スティック手芸。（手芸屋さんで見つけてみてください。棒アイスの棒を重ねていってペンスタンドなどの小物を作るキットがきっとあるはずです。）
6．入院時と同様、雑記帳での文字の練習（左手）

まだまだ人生は長い。起こってしまった過去を振り返るな。これから先、悩みぬいて、また困難に立ち向かいながら、ひとつ増えてしまった個性を克服しながら生活し抜いてください。エールを送ります。
　　　　　　　　　　　平成 19 年 8 月　作業療法士　矢野　孝久

（なんじゃこれは・・・、もう、ダメか・・・・・・・・・）

大島先生、矢野先生、武田先生等の方々の、お世話になった。
　　　　　　　　　　　　（2007 年 8 月 2 5 日で、）退院。

[注：この頃、家族が、
　　　　　身体障害者手帳を申請してくれたそうですが、
　　　　　　　　失語症・高次脳機能障害については、
　　　　　　　　　　気が付かなかったそうです。]
　　　　　　　読者の皆さん。　気を付けて下さい。

（家での様子。）

朝、起きると、必ず、右手がピーーーッ、となっている。
　　　　　　　（すぐに、また、ギュッ、と、締まってしまう・・・）

カーテンの開け閉めを、手伝う。（脚が、不自由。　４点杖使用。）
　立ったままでは、体の向きも変えられない・・・・・

また、模写を始める。　　　　　　　（やることが、無い・・・）
新聞のクイズ等も、応募する。　　　（やることが、無い・・・
　　　　　　　　　　　　　　表書きは、模写をする。）
宝くじ：ロト６を、購入し始める。　（やることが、無い・・・）

母親が、毎日、「柿渋」を、飲ませてくれる。
　“（母親）血圧が、下がるよ。”
　　　　　「柿しぶエキス　名称　柿渋　（株）三桝嘉七商店」

近くの小学校へ、散歩に出かける。（４点杖使用。）
　父親に、車で連れて、行ってもらう（９月〜１０月のみ）。
　１回、20〜30分程度。　距離にして、50m程度。

［９月］　中津川市民病院、週一回のリハビリ。
　“一ヶ月で中津川市民病院は、終わりです。”と、告げられた。

記憶に残っていることは、歩行訓練で、装具なしで歩いたこと。
　　　　　　　　　　　　　　5mほど。　嬉しかった。

それから、指が広がったこと。　けれど、また、すぐにダメ。
だって、繰り返して、行うことが、意味があるので、
　　　　　　一ヶ月足らずで、結果を求めては、・・・・・・

言語訓練は、・・・　ツマラナイ・・・・・
“あ〜〜〜、お〜〜〜、
　　ぁ〜〜〜あ〜〜ぁ〜〜〜あ〜〜〜”と、いった感じで、
　　　　　　　意味がない。（言葉を喋らない。）　等。

発声訓練？？？　違う！！
言語訓練を、やりたかった！！！

27

（もともと、声は、出た！！！
　　よもや、２月に入院したとき、発声訓練を、やっていた？？？）
　　　　　　　　　　　　・・・・・・・・・（落ち込んだ）

主治医の先生も代わっていた。（２人目）　薬は減った。（略）

教え子Ｋさんから、退院の祝いの手紙が来る。
パソコンで、返事を書こうとする。

配列が、メチャクチャ。（高次脳機能障害）
パソコンを閉じる。　・・・　　　　　（落ち込む・・・）

［2007年９月～］
　デイサービスセンター：「シクラメン」に通い始める。（週３回。）
　最初、いきなり、土間で転んだ。　骨折などせず、運が、良かった。

　　介護士さんが、"握り"を、作ってくれた。
　　　（ギュッと握りしめたままの状態を、
　　　　　少しでも、良くするための、予防。）

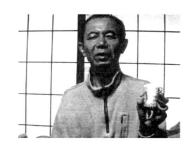

自主訓練も、続いている。（シクラメンは、主に、歩行訓練。）
下呂温泉病院でもらった、プリントは、続けているが、
　　　　　　　　　　　こんな事が役に立つのか？　疑問。
　　　（あとで、私が取り組んでいる、運動の写真を載せます。）

「シクラメン」のみんなも、
　　　　私が、ちょっとでも、手、脚等に、触れると、
　　　　　"痛い！！！"と、言うので、困り果てている。

原先生に、"（私は、4点杖が、いい。）"と、申し出る。

特に、私は、右脚の人差し指、中指が、曲がっている。（写真）
　　　原先生は、困った顔をしている。
　　　　　　　　（原　司先生：「シクラメン」の理学療法士。）

（また、図は、膝の様子。
　　　私は、カクン、カクン、・・・と、膝が折れていた。
　　　　　　　　だから、どうやって、治すかを、議論した様子。）

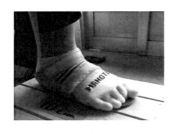 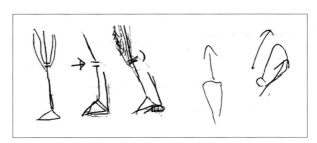

［１０月］　恵那市の介護老人保健施設：「こころ」に、通い始める。
　　　（変更　「こころ」：週1回。　「シクラメン」：週2回。）
　　　やっと、言語のリハビリの場所が見つかった。
　　　　　　　　　　　　　（「こころ」は、主に言語訓練。）

　が、・・・　ツマラナイ・・・・・
　　（「シクラメン」も、「こころ」も、単一のリハビリのみ。
　　　　　　　　　　　　　　　　　　　20分程度。）

「シクラメン」、「こころ」は、遊びのためにある？、と、気がする。

時間がない。　けれど、どうしたら良いのか分からない。
風船ゲーム、切り絵、等・・・・・・
　　　　　　・・・・・・（落ち込む）　　　自暴自棄かな？

新聞の　「おくやみ」　の、欄が気になる。
　　　　（いったい、私の人生は、どうなってしまうのか・・・）

テレビを、ぼーーー、と、見る。　毎日、毎日、・・・・・・、見る。
卒業生に頂いた、色紙も、ジーーーと、見つめる。

［１０月］　言語治療室で、いきなり歌を、歌う。

　　“うーさーぎー、おーいーしー、かーのーやーまー、
　　　こーぶーなー、つーりーしー、・・・・・・”

（悔しい！！）
　　　　　このまま、終わるのかなー、と思ったら、泣けてきた。

[注：歌は、歌えた。（一寸、曖昧な部分が、あった。）
　　けれども、言葉が、出ない。　会話が、出来ない。
　　音楽と言語は、違う。　失語症については、本書、8,9、参照。]

が、　「悔しい！！」と、思い、
　　　テレビの前で字幕を読む（と、同時に）、言葉に出す、
　　　　　練習をやる。（早くてついて行けないけれど・・・）

（例：「ウサギは、全身が・・・」と、言う字幕があるとする。
　　　“・・・あ・・・う・・・さ・・・さ、ぐ・・・”
　　　（字幕が次へ移動）といった調子で、全然進まない。
　　　　　　　　　　　　　　　　　けれども、やる！！）

以後、レクリエーションの時間は、カット。　特に、模写で過ごす。

このころから、風呂にはいる時、また、歩行訓練の時、脚が、
　　　　　　　　ますます、痛くなって、堪らなくなって来た。
「（絨毯が、）痛い。」と、言ったことがある。

　原先生が、非常に、困った顔をしているのが、印象的。
　　　　　　　エアロバイクも漕げない、歩行もダメ・・・

この頃から、エレベーターの訓練をやる。
　　　　　　　ボタン操作が、分からない！
　　（老人施設では、操作が複雑になっている。
　　　　　　認知症の方も、おられるためです。）

[１１月]　（「シクラメン」：週１回。　「こころ」：週２回。）

　「こころ」で、助詞の練習をやるが・・・

　　　例：「ご飯｛を｝、食べる。」、等。
　　　　　（だが、私は、助詞が、入っていないので、サッパリ！！

　　　ラジオ｛と｝、聞く　・・・？？？
　　　お茶｛に｝、煎れる　・・・？？？
　　　お母さん＋｛へ｝＋海＋｛と｝＋行く　・・・？？？？？

　[注：また、言語訓練で、塗り絵をやらされたが、無駄だった。]

何時か忘れたけど、本を模写していると、
伴さんに、
　　"必ず、努力が実るよ！"と、
　　　　　　　　言われて、嬉しかった。

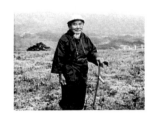

　伴さんも、もう居ない。
　　　　　合掌　（99歳　2008/1　死去）
　（伴さん：「シクラメン」の利用者さん。）

文字の意味は、分かる。　けれども、言葉が出ない。
　あ、い、う、・・・の文字も、書けない。
　　　　　　　　　　（だって、やることが無い・・・・・・）
約２時間かけて、コラムの一節模写。　**けれども、やる。**

（私は、これで救われた部分が、多分にある。
**特に、毎日、毎日、毎日、
　　脳に刺激を、与え続ける事**が、良かった！！
　　　　　　　　　　（脳の活性化！）

（また、日記（当然模写）を付けた！
　　　　　　　　日付は、直ぐに忘れてしまうが。）

官房長官のころ、福田康夫首相
は各紙が掲載している「首相の動静」
欄（本紙は二面）が気に入らなかった。
首相が誰と会っているのかを載せる
ことは、ときに国家の機密を明か
していることにつながる。
そういう趣旨の話をしていた。
だから五年半ほど前に新しい
首相官邸が完成した際、首相の
執務室がある五階への記者の
自由な出入りを禁じた。

29(日)　晴
30(月)　晴　医者
31(火)　　　医晴
1(木)　　　医者　医者
2(金)　　　　　医者
3(土)　　　　　　医晴
4(日)

　　　　　　模写は、中日新聞の「中日春秋」の、一節。

（方法論としては、
　　主に、**口真似、模写**の、２点により、
　　　　　　　　私は大きく、改善した。
　　　他にもやることはあります。　文章を追って下さい。）

また、野村（真）先生が、書いてくれた物は、"五十音表"と、
　　　　分かったが、数字が記入されていることが、疑問・・・

［１２月下旬］　妹が、３人の子供を連れて、来る。
　　　　　"おじちゃん。　誕生日、おめでとう。"
　　　　　　　　　これには、泣けた。　４７歳。

［１２月下旬］　中津高校の同僚が、食事に、誘ってくれる。
　　　　　初めての、外出。　勇気が、出た。

２００８年

［１月］　収支の表を、義理の弟に作ってもらう。
　　　　　数字だけしか、打てない。

	収入	支出		
1/1		15000	-15000	お
1/2		950	-15950	と
1/5		19315	-35265	こ
1/7		6362	-41627	し

［１月］　倒れたことの、通知文を出す。　　（妹に、打ってもらう。）

［2008年１月２３日］　倒れてから、まる、一年経過。

［２月］　遠方の方々から、手紙が、来る。
　　　　　バレンタインの、チョコレートも、来る。

　特に、佐橋忠浩君（教え子　中日新聞社勤務）からの、
　　　　　　　　　切り抜きの記事は、勇気が湧いた。
　　　　　　　　　（次ページ。　中日新聞：2008/1/27 付け）

　岩本先生が、小学校１年生算数ソフトを、持って来てくれる。
　　　興味が湧いた。　けれども、＋、－が、分からない！！
　　　　　　　　　　特に、－が、分からない！！
　　　　　　　（これを、失計算という。　高次脳機能障害）
　　　　　　　　　　　　（岩本先生：中津高校の同僚。）

［２月］　受診　　私　：“（別に・・・）”と、答える。
　　　　　　　　　医師：また、来てください。
　　　　　　　　　　　　　　（落ち込む・・・・・・・・）

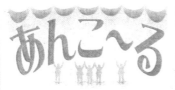

あんこ～る

脳卒中回復願い講師

「パソコンのリハビリ効果は高いと思った」

名古屋市南区 清水 恭治さん(61)

「あせらなくても、ゆっくりでいいから」

名古屋市中村区で、脳卒中の後遺症が残る人たちが運営する喫茶店型の小規模作業所「ドリーム」。週一回、利用者がゆっくりとキーボードをたたく音が響く。リハビリ目的のパソコン講座の講師を任されたのは昨年二月。その三年前、自らも脳卒中で倒れた。かつて描いた第二の人生とはだいぶ違うものの、「自分にできることを、とにかくしたい」。同じ病にかかった人の回復を願う。

大学卒業後、東京都内のコンピューター製造会社に就職した。まだコンピューターが珍しかった時代。その性能や仕組みを理解し、「最低でも一台一億円」という商品を国内各地の大企業にセールスして回った。

「のんびりしたい」と、五十歳を過ぎて退職した。コンピューターは企業から家庭へ。時代の変化を感じつつ、イメージした第二の人生は旅行や温泉めぐり、読書…。多忙な営業マンでは味わえなかった楽しみはまぶしていた。

脳卒中で倒れ入院した。のは二〇〇三年三月。自宅で暗転したのは、約三年後。意識が戻ると、体に異変が。打つのに一時間かかった。一年ほどの入院生活から、間もなく、ドリームの利用者になった。徒歩とバスで通い、大勢と会話することが場や人物の動作を表現してもらったり、名前を入力してもらったり、絵の登場人物の動作を表現してもらったり。生徒の指が止まっても、せかさない。「普通の人は『何でできない』と思うかもしれない。でも、僕は経験者だから、何に困ってるか会話が分かる」と、常に相手の立場を思う。

もちろん、再発の不安も。そして、大病を患ったショックは消えていない。「病気はどうしようもないし、自分はできることが限られている。そんな中、(生徒に)喜んでもらえると、とてもやりがいを感じる」。生徒がうまく入力すると、思わず「調子いいじゃないですか」。目が輝く。

(藤沢有哉)

↑ リハビリ目的のパソコン講座で講師を務めている清水恭治さん＝名古屋市中村区の「ドリーム」で

一暗転したのは、約三年後。自宅で打つのに一時間かかった。当初、平仮名五十字を入力するのに一時間かかった。

入院から四カ月後、リハビリでパソコンを始め、自分の名前を表す訓練を始め、短い文章を表す訓練を始めた。自分の名前を表す訓練を始め、短い文章を表す訓練を断定できないけど、常に頭った」。入院から四カ月後、リハビリでパソコンを始め、然と頭の中で漢字を平仮名に変換し、その逆もする。

今、生徒は二人。自分が経験したように、名前を入力してもらったり、絵の登場人物の動作を表現してもらったり。生徒の指が止まっても、せかさない。「普通の人は『何でできない』と思うかもしれない。でも、僕は経験者だから、何に困ってるか会話が分かる」と、常に相手の立場を思う。

人生劇場団塊編

佐橋忠浩君（教え子。中日新聞社勤務）が、送ってくれた、
『中日新聞』記事より（2008/1/27付け）

［２月］　元同僚の電話に出る。　緊張する。　一年ぶりの電話。
　　　　　　“あー、えー、うー、うん。”と、言うしかない。
　　　　　　　　　　　　　　　　　　　悲しい・・・・・
　（相手が居ると、身振り等で話せるが、電話口では、話せない！）

［２００８年２月］　　（これでは、ダメだ！！）

　　リハビリの回数を、週４回（「こころ」：３回（言語訓練のみ）、
　　　　　　　　　　　　　「シクラメン」：１回にして欲しい、と頼む。

［３月］　矢頭さんは、
　　　　　“体の機能訓練は、どうするの？”と言うが、言語が大切。
　　　　　　　　　　　　（矢頭さん：「こころ」の相談員）

　音読の練習、理解力テキスト、開始。
　　　「小学１年の文章読解　学研版　毎日のドリル」

　“か、か、か、か、か、・・・（カバが、います。）”と、
　　　　　　　　言った感じで、音読は、ちっとも、進まない。

　利用者さん等の、前でも、ひたすら、
　　　　　　　　　　　言葉に出す練習を、繰り返す。
　　　　恥ずかしがっては、いられない！！

［３月］　安田さん（８８歳）から、鬼グルミをもらう。
　（安田さんは、ギャリ！、ギャリ！、という感じで、握っていた。）

　　　“痛いから、大丈夫！！”と、言ってもらう。

　　神経が生きている証拠、と言われた。
　　神経が伸びていく、と、言う話も聞いた。
　　　　　　　　安田さんも、脳の病気に、なられたそうです。

　「もう、ダメだ・・・」、と言ったら、ダメになる。
　「これは、いけるぞ！！」、と、言う気分になれば、大丈夫！！
　　　　豆を挟む話、立ち小便の話、等色々聞かせてもらう。（昔の話。）

35

安田さんは、こういう、格好で話してくれた。（イメージ図）
　（安田さんは、当初、右手が折りたたんでしまっていたそうだ。）

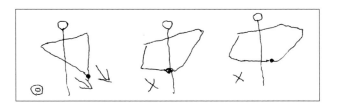 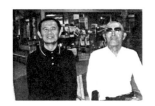

　　　　　　安田さんの御陰。　何より、一本、線が、通った気がする。
　　　　　　　　　　　　　（安田さん：「シクラメン」の利用者さん。）

　庭の散歩にも、出かけるようになった。
（「ぶん回し歩行」ではあるが。
　　　　　　　　　「ぶん回し歩行」にいては、後述します。）
　４点杖も、止めた。（階段は、依然、ダメ！）
　腕の装具も、外した。

　下呂温泉病院でくれたプリントにも、俄然、熱が入った。
　メキメキと、良くなっていく。　特に、右手の平。
　（ギュッと、握りしめたままであったのが、鬼グルミの御陰で
　　　徐々に、半開きの状態になる。　指は、全然、動かないが。）

　腕は、まだ。　右脚を、引きずっているも、まだ。
　　　（痛いから、大丈夫！！　・・・、という、呪文になる。）

［３月］　妹が、一件の用事も、１０分もの電話の練習に、
　　　　　　　　　　　　　　　　　　　　付き合ってくれる。

［３月］　手が、ピクピク動く。　特に、中指、薬指。
　　これは、いけるかなー、と、職員に、手伝ってもらう。
　　　と、思いきや、"（矢頭さん）吉村さん！　これは、禁止！！"
　　　　　　　　　　　　　　　　・・・・・・（落ち込む）
　　（これは、仕方がないことです。
　　　　介護職は、介護の手伝いはしても良いが、
　　　　　　　　　　　　　リハビリの手伝いは、ダメです！）

［3月～］　九九を、声に、出して言う練習。
　　　　　　　が、口が、回らないため、ダメ！　母親と、喧嘩する。
　　　　　　（母親）：ハッサン、ニジュウヨン。
　　　　　　　"私：（違う！！　ハチサン、ニジュウヨン！）"

　後日、妹が九九のＣＤを、買ってくれるが、・・・・・・
　　　　　　　　　　　　　　　　　早くて、付いていけない！

［3月］　中津高校の、卒業生が来てくれる。
　看護の試験が受かったよ、大学が受かったよ、等、嬉しい話。

　また、バレー部のみんなが、
　　　"先生！　卒業の記念で、ＯＢ戦をやりたい！"と、言ってくる。
　　　　　勇気を、出して、行ってみる。　整列！
　　けれども、"言葉が出ない。"、
　　　　　"頑張って！"と、言うのが、精一杯。

［4月］　教え子のＴさんから、お見舞いの電話が来る。
　　　　「いいよ、いいよ」と、繰り返して、
　　　　　　　私からの電話を繋ぐ。　嬉しかった。

［4月］　立方体の透視図が、出来た！　職員に自慢げに、見せて回る。
　　　　　　　　　　　　　　　　　（高次脳機能障害の改善）

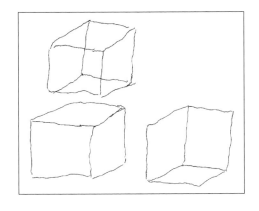

［4月～］　無謀にも、小学校5年生の算数の問題集を、買い込む。
　　　　　　　が、・・・　全然、分からない・・・

［4月〜］　"あ、い、う、え、お、か、き、く、け、こ、
　　　　　　　さ、し、す、せ、そ、な、に、ぬ、ね、の、・・・"
　　　　　音を探す事が、始まる。　　出だしの音が、探せない。
　　　　　　　　　　　　　（私は、タ行が、出なかった。）

［4月〜］　本も、大半、捨てる。　　手紙も、大半、捨てる。
　　　　　　　アルバム等も捨てる。　　どうせ、一度は、無くした命。

　　車は売った。　　どうせ、乗れないし。　　車の名前は、ステージア。

［5月］　前橋先生（元同僚）が、
　　　　　　　　　付知の「森の市」に、連れて行ってくれる。

　　スタジオNAOの、早川直彦さん等とも、話す。　　けれども、
　　　"あの・・・、その・・・、ケヤキ・・・、
　　　　違う！、それ！！（言いたいことが、喋れない！！）"と
　　　　　　　　　いう調子で、ちっとも、話が、進まない。

［5月］　中津高校に、復帰の意向を、伝える。
　　　　"ぜひ（お願いします）、ぜひ（お願いします）、
　　　　　ぜひ（お願いします）、ぜひ・・・、・・・・・・"
　　　　　　　　　　　　　　　　　（言葉にならない・・・）

［5月］　何を思いついたか、突然、新聞の記事が目に、入った。
　　　　　　　　　　　　（小学校4年生〜中学校1年生程度。）
　　"（解けるぞ！　　あやふやな所も、あるけれど、解けるぞ！！）"

$$\frac{5}{7} - \frac{2}{3} = \frac{15}{21} - \frac{6}{9} = \frac{}{21 \times 9}$$

2, 4, 6, 8, 10, 12, 14, 16

$$= \frac{}{21} = \frac{5}{9 \times 3}$$

$$\frac{15}{21} = \frac{10}{14} = \frac{15}{21} - \frac{14}{21} = \frac{15-14}{21} = \frac{1}{21}$$

(2)10

(3) 2×(−3) = 2×(−9) = −18

［５月］　「野村先生、（亜脱臼は、治らないかな？）」と、私が聞く。
　　　　"治るよ！"と、言う返事。　　嬉しい！！
　　　　"亜脱臼は、腱の動きなので治るよ！
　　　　　　　　　　　　　　多くの方は、治るよ！！"
　　　　　　　　　（野村正成先生：「シクラメン」の理学療法士。）

　　右手の運動、開始する。（写真）
　　　　右手首は、曲げてあります。（肘は、伸ばす！）

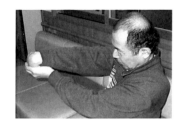

ベッドに寝込んでは、ダメです。
　　筋肉の緊張が、ゆるんでしまう！！

右肩が、ガクンと、下がっているでしょう。　これが、亜脱臼。
　　　　　　　　　（左肩は、なだらかになっている。）

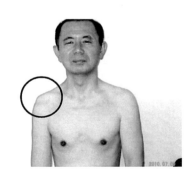 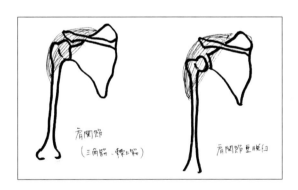

　　　　　　　（片腕の重さは、約５kg。
　　　　　　　　　　これが、垂れ下がっていることと、同じ！）

　　筋肉が緩んでいる→
　　　　腕の骨がお皿から離れ、ボールが収まっていない状態。
　　　　　　　　　　　　　これが、亜脱臼。

[注：筋肉の促通（そくつう）刺激を加えることで、
　　　　緊張し、徐々に亜脱臼が改善する、可能性がある。
　　　廃用性症候群（使わずに、衰えていく）と、
　　　過用性症候群（使いすぎて、衰えていく）があり、
　　　　どっちも、どっち。　詳しくは、リハビリの先生に。]

　　矢頭さん。　"吉村さんは、アンテナが、張り巡らしてある。"

[2008年6月]　「そらが、はれた。」　感動！！

突然、閃いた！！（ひらめいた！！）
　　　　分かったぞ！！　助詞の、使い方が、分かったぞ！！
　　　　　「よし！　よし！！　万歳！！！」

　　模写を、やっている時、
　　　　突然、「そらが、（×ひ×）はれた。」という、
　　　　　文字（平仮名、助詞）が、模写ではなく、
　　　　　　　　　思い通りに、書けた！

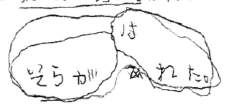

　　模写は、中日新聞の「中日春秋」の一節。
　　　　　　　　　（下線部は、音読練習をやっていた物。）

このころから、メキメキと言葉が、良くなっていく。
日常会話を、少しずつ、成立していく。　　笑いも、増えていく。

　　また、シクラメンでのエレベーターの訓練も、分かった。
　　模写は、終了。（この頃から、理解力も、まあまあに、なった。）

［６月］　「ワッハッハー、オッカシイ！！」と、
　　　　　　　　　　　　　笑っていた、看護師さん。

　私が風呂に入る時、
　　　"よっこらしょっ、どっこいしょっ。"と、かけ声を、掛けていた。

　　　　　　　　　笑われても、また、それが、いい薬。

［６月］
　　また、**閃いた！！**
　　　パソコンの配列が、分かった！　　ローマ字変換（別紙）

　　"Ａ、Ｉ、Ｕ、Ｅ、Ｏ（母音）"と、
　　"Ｋ、Ｓ、Ｔ、・・・（子音）"との、
　　　　　　　　　　　組み合わせで、出来る事が分かった！

また、野村（真）先生の、言っている意味が、やっと分かった！！
　　　　ローマ字の五十音表！　行列で、あることが分かった！
　　　　　　　　　　　　　　　　　　　　（高校２年生程度）

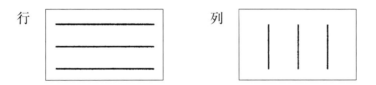

（ローマ字入力ならば、（基本手には、）１５個で済む。
　　　　　　　　　　　　あとは、組み合わせ。
　　　　　詳細は、パソコン等の説明書を、読んで下さい。）

（後日、父親に、ぱ、きゃ、ぴゃ、等の表を、作ってもらう。
　　　いらっしゃい（Ｉ　ＲＲＡ　ＳＨＡ　Ｉ）、
　　　　本当に（ＨＯ　ＮＮ　ＴＯ　Ｕ　ＮＩ）
　　　　　　ありがとう（Ａ　ＲＩ　ＧＡ　ＴＯ　Ｕ）、等）

	⑩0	9	8	7	6	5	4	3	2	1	
	わ	ら	や	ま	は	な	た	さ	か	あ	①
		り		み	ひ	に	ち	し	き	い	②
	を	る	ゆ	む	ふ	ぬ	つ	す	く	う	③
		れ		め	へ	ね	て	せ	け	え	④
	ん	ろ	よ	も	ほ	の	と	そ	こ	お	⑤

野村（真）先生が、書いてくれた、平仮名の五十音表。

ん NN	わ WA	ら RA	や YA	ま MA	は HA	な NA	た TA	さ SA	か KA	あ A
		り RI		み MI	ひ HI	に NI	ち TI	し SI	き KI	い I
		る RU	ゆ YU	む MU	ふ HU	ぬ NU	つ TU	す SU	く KU	う U
		れ RE		め ME	へ HE	ね NE	て TE	せ SE	け KE	え E
	を WO	ろ RO	よ YO	も MO	ほ HO	の NO	と TO	そ SO	こ KO	お O

ローマ字の五十音表

りゃ RYA	びゃ BYA	ちゃ TYA	しゃ SYA	きゃ KYA	ば BA	だ DA	ざ ZA	が GA	ぱ PA
りゅ RYU	びゅ BYU	ちゅ TYU	しゅ SYU	きゅ KYU	び BI	ぢ DI	じ ZI	ぎ GI	ぴ PI
りょ RYO	びょ BYO	ちょ TYO	しょ SYO	きょ KYO	ぶ BU	づ DU	ず ZU	ぐ GU	ぷ PU
じゃ JIYA		ぴゃ PYA			べ BE	で DE	ぜ ZE	げ GE	ぺ PE
じゅ JIYU		ぴゅ PYU			ぼ BO	ど DO	ぞ ZO	ご GO	ぽ PO
じょ JIYO		ぴょ PYO							

（ローマ字の、きゃ、きゅ、きょ、等の表。）

［６月］　受診：庭での散歩で、休み休みではあるが、２時間程歩いた。
　　　　　　　（左手で支えて、）右手がよく動くようになった。
　　　　　　　　　　　　　　　　　　　（肩が動かない。）等。

　便秘薬は、もう、とうの昔に、止めた。
（パントシン散　酸化マグネシウム）混合）　薬が合わない！　内緒！
　（薬に関しては、医師・薬剤師と、良く、相談して下さい。）

私は、間食はしない、毎食約30分かけて食べる等を、やっている。
　　　　　　　　　　　　　　　　　　　食事も、運動！

また、次のような、運動もやっている。（写真）
　ブリッジをしたままで、（ジーと、したままで、連続ではなく、）
　　　　　　　　腰を、10秒間程度、保つ。　腹筋では無い！
　　　　　　　　　　　　　　10回程度、繰り返す。

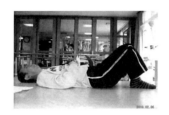 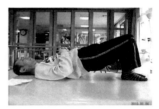

（朝起きて、まずは、氷水を飲むと良い、と言われる方も。）

［７月］　近所の小学校に、朝の５時くらいから、
　　　　　　　　散歩に出かけるようになった。（１点杖使用）
　　　　　（痛いから、大丈夫！、　痛いから、大丈夫！・・・）
　ズルー、ズルー、ズルーと、引っ張るような、歩き方をしている。
　　　でも、歩くことで、ポンポンに腫れていたむくみが、とれた。
（まだ痛い。　ふともも、ふくらはぎ、茶碗、水等に触る時。
　異常感覚といって、自分で触ると痛くない。　猫の毛も、痛い！
　右の靴も、痛くて、履けない！！　サンダルを、履いている。
　　また、右の胴体は、まるで、空洞のような感覚です・・・）

　また、"イチ、ニ、サン、・・・・・、ジュウ"の、
　　　　　　　　　　　　　　　　声も出して、行く。

音読練習：「小学２年の文章読解　学研版　毎日のドリル」に入る。

また、初めて、一人で風呂に入る。　けれども、やっぱり、不自由。

［2008 年 8 月 1 7 日］
　　原先生が、
　　　　"（手書きでは無く、）パソコンを、使ってはどう？"と、
　　　　　　　　　　　　　　　　　　　　　　言ってくれた。

て、に、を、は、の等の、言葉も、少しずつ打てるようになった。

初めて、打った文章。（時間がかかる。　　高次脳機能障害）

```
  ありがとう

    赤色のペンキを塗る　　　　　　　杖にすがって登る
    カメラをにこにこと写す　　　　　習字の練習を行う
```

［8月］　前橋先生が、長野県上松に、
　　　　　　　　　　　　連れて行ってくれた。
　そこで、今井さんが、
　　　"2年あれば、治るよ！"と、
　　　　　　　　　　言ってくれた。

　（今井さん。　猟師さん。）

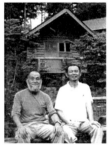
今井さん

　（私のポケットを見て欲しい。
　　6～8月頃は、ポケットに手を突っ込んでいた。）

［9月］　解の公式が、**導けた！！**（高校生1年生程度。）

　　看護師さん：これ、知ってる！　解の公式！！
　　　矢頭さん：学校、休んでいたかな？
　　　　私　　：そんなこと無いよ！
　　　　　　　　　　　（矢頭さんは、中津高校の出身でしょ！）

［注：この時は、「閃いた！」では無く、
　　　　"入道雲が、むくむく、湧き上がって来た！！"という、
　　　　　　　　　　　　　　　　　　感じだった。］

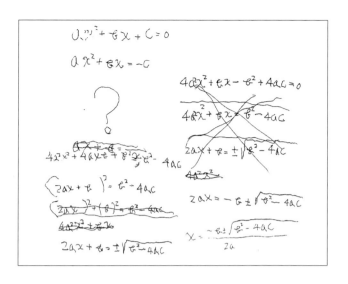

［9月］　初めて、手紙を、
　　　　　　パソコンで書く。

約30枚程度。
　　時間が、かかる。
　　　　　　（高次脳機能障害）
　　表書きは、模写した。

倒れてから、初めて、
　　　いろんな方に、
　　　　発信できた手紙。
　　しかも、複数の人に！

やっと、通信の手段が、
　　　出来るようになった。

　　　　　　嬉しかった。

（ワープロとありますが、
　　　パソコンの間違いです。）

秋晴れです
おひさしぶりです
先日は、色々とありがとうございました
私は、ワープロが少し、打てて、喜んでいます
まだまだ時間がかかりますが、頑張っていきます
短い文章ですみません

吉村　正夫

45

後日、教え子のKさんから、手紙が来る。

> お久しぶりです!!
>
> 　　　　の運動会が終わって、ぼう、と
> 気が抜けているところに うれしい
> ハガキが届いて本当に びっくりして
> います。　ワープロが打てるようになる
> までにも すごく努力されたんですよね。
> 私などには 想像できないくらい大変
> だと思います。声が聞けた時も うれし
> かったのですが、このハガキも 格別です。

また、"食事会に行きましょう。"という、意味の手紙を書く。
　（これは、下書きです。　　下書きを書くのに、30分。
　　それを、パソコンに置き換えて、30分。　　（パソコン文書は、略。））

> お乙さし秘
> 　　　ぶ曲RIかます
> 　　　　リで
>
> 写真がでできたので おくります
> わたくし秘は
> フー肪股
> 　　　股弘
> 　　PUろが すこし、ゼてて、
> 　　　　う
> 　　　　　　　よろこんで
> 　　　います
> まだまだ、じかん㘞 かゐ川ますが
> 　　　がん股
> 　　　BAって いきます
> また、こんど しょぐ山に いきましょう

（どうですか？　私は、満足しています！！　補足E、参照。
　　これを、失書という。　高次脳機能障害。
　　　　　私の場合、特に、平仮名が書けない！！）

［９月］　受診
　　　私　：「復帰（は、どうですか？）」と、医師に問う。
　　　医師："ドライブは、如何ですか？"と、言われる。
　　　私　：「（それが、医師の言う、言葉かよ！！
　　　　　　　　　治してくれないのかよ！！）」

［９月］　ベッドに寝ころんで、
　　　「ほら、見て！　右脚が（上がったよ！）」と、言うのに、
　　　"ああ、そう。　で、どうしたの？"と答える、矢頭さん。

　　　矢頭さーーーーーん！！
　　　（それは、仕方ないことです。
　　　　　健常者にとって、普通に寝ころんだ状態で、
　　　　　　"脚が動く"と言うのは、何でもないことです。）

［９月］　湯飲みを、掴んでいく、練習。
　　　利用者さんから、"もう諦めたら？　見ていると怖い！！"と
　　　　　　　　　　　　　　　言われる。　けれども、やる。
　　　（ギュッ、と、握りしめたままの状態から、
　　　　　　ずいぶんと、よくはなったけれど、まだまだ。）
　　　（１１月ごろ、湯飲みを割った・・・　容器を、瓶に代えた。）

［１０月］　シクラメンの補助員さんが、
　　　"気持ちを強く持っていれば、大丈夫。　勉強も同じでしょう。"と、
　　　　　　　　　　　　　　　　　　　　　　　　言ってくれた。

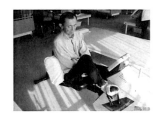

　エアロバイク漕ぎ
　特に、低いエアロバイクが効いた。

［2008年１０月２１日］　中津川市の、介護の調査員が、来る。
　　いろいろ、調査をした後、調査員が言った。
　　「(市) じゃあ、介護認定は、下げてもいいですね！」
　　　　　　　　私は、困り、施設の方に、相談に乗ってもらいました。

　　後日、再調査をやってもらい、平仮名も、書けない事を示しました。

　　　「（市）：まあ！！　平仮名も、書けないの！！」

　　高齢者と、障害者は、違う事を、よく、理解して欲しいです！！
　　私は、失語症・右半身不随・高次脳機能障害です！！
　　　　（補足Ｅ　参照）（また、私は、認知症では、ありません。）

［2008年１０月〜］　あやふやで、いいや！　インチキでも、いいや！！
　　九九、＋、－、平仮名、漢字等、言語検査、どうでも、いいや！！
　　　　　　　　　進め！！、と、いう気持ちになった。

　　［注：元教員の言う言葉では、ありませんが、
　　　　　　　奇麗ごとなど、言っている暇は、無かったです。
　　　　　　私の人生が、かかっていました！！］

［１１月２０日］　矢頭さん等、集まって介護の相談会。
　　チューブの話をしていると、矢頭さんが呟いた。
　　　　　"あれ？　踏ん張りが、効くね。"　これは、いけるかな？

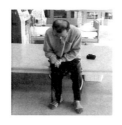 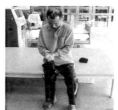 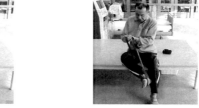

　　　　チューブを引っ張る写真　　　　　　　　悪い例
　　　　　　　　　　　　　　　　　　　（麻痺側の脚は、どうしても、
　　　　　　　　　　　　　　　　　　　　踏ん張りが、効かない！！）

原先生。　　"装具無しで、運動（スクワットのみ）を、やったら？"

［１２月］
寒中見舞いを書く。

　　（お見舞いに、
　　　　来てくれた方等に、
　　　　　　　１月に送る。

　　９月〜１２月、
　　　　せっせ、せっせと
　　　　　　　書く。

　　まだ、
　　ソフトの使い方が、
　　　　　分からない。
　　表書きを、
　　　　模写する。）

寒中お見舞い申し上げます。

おひさしぶりです。
（昨年の寒中、暑中見舞いは、妹の文章）
病気見舞い等、いただき、一昨年、昨年は色々と、ありがとうございました。
私は"こころ"、"シクラメン"に、週に４回通っていますが、随分重宝しています（小学校２年生程度）。
散歩は行っていますが、ワープロが打てるように言葉が良くなったね、と言われて嬉しいけれど、ちょっと引きずるのが良くない。
亜脱臼になっているため、（小脳の神経がバラバラとなって来るけれど、言葉は直らない。
計算等でも、白は、出来ない現状です。

あと、１年と半年、復帰に向けて、がんばっていきます。

［１２月］　　受診：右脚の神経が、通った感じがする。
　　　　　　　（まだ、指先はダメ。（踵は、ブニョブニョです。）等。
　　右手が、机の上に置けた。（写真）　　肩の動きがよくなった。
　　（手を、ダラーンとしたままで、ご飯を食べている人を見かけるが、
　　　　　　　　　　　　　　　　文鎮代わりにするといいでしょう。

　　また、普通の箸を使っている。
　　　私の場合は、せっかく、
　　　　　左手が生き残っているので、使わないテはないと思う。）

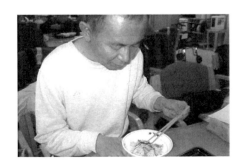 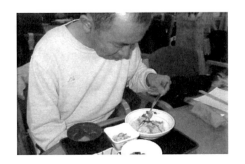

ある医師が、言われる。
「右手・左手を、同時に使うと、**錯覚が起きる。**
　　錯覚を起こすためにも、同時に、やるといいでしょう。
　　　　例えば、食事の時、必ず、右手をテーブルの上に置く。

　吉村さんの場合、右脚とか、右手が不自由。
　　だけど、右手と、左手を、一緒に意識してやると、
　　　　　　　　　　　　　　　　　　　いいかも知れない。」
　　　（これを、ミラー効果（鏡のような効果）と、言うそうです。）

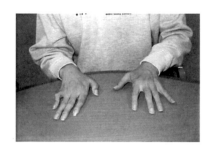 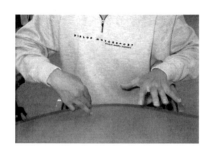

右手と、左手を、意識してやる運動

（他にも、右の足指と、左の足指、
　右のふくらはぎと、左のふくらはぎを意識してやる運動、諸々ある。）

［１２月］　インターネットが、入る。
　　　　　　（携帯電話のメールは、使えない！　配列が、違う！！）

［１２月］　腕が、ちょっと、上がった！！

　　（どうだ！！　矢野先生！

　　すぐに、
　　　　落ちてしまうけれど・・・）

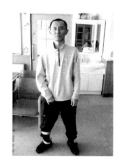 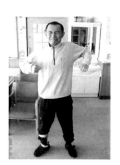

50

［１２月］　目標を、立てよう！　**復帰！！**
　　　　　　　小学校３年生の文章読解　毎日のドリル　他
　　　　　　　長い手紙が、書けるようにする！
　　　　　　　日記を、書こう！

母親に、私は何時、倒れたのか聞く。
　　　　２００７年１月２３日と、言う返事。

思い出しながら、一寸ずつでもいいから、
　　　　　　　　　　日誌（後の手記。Ｂ５判。）を付けよう。
　　　　　　　　　　パソコンの、練習にもなるし！

　　　　　　　　　　　　　　　　それに、・・・・・・

２００９年

［１月］　中津高校の同僚らと、食事会に行く。
　　店員とも、恥ずかしがらずに、喋る事が出来るようになった。
　　　　　　　　手紙（後の手記。Ｂ５版。）は、５枚くらい渡す。

［１月］　ＮＨＫのドラマを見ていると、
　　　　　　　　　　　　　　突然、部分分数が、出来た！！

　　看護師さん：これ、見たことが、ある！　　Σ！！（シグマ！！）
　　矢頭さん：・・・？？？？？？？　　（高校３年生程度、理系。
　　　　　　　小学生の引き算も、出来ないが。　資料は、省略。）

［２００９年１月２３日］　倒れてから、まる、２年が経過。

　　また、Ｂ５判、１０枚程度だが、「本（手記）を書こう！」と、
　　　　　　いう気が起きる。　幸い、ノート等も、保存してあるし！

　　矢野先生の、言葉が浮かんで来る・・・　やっと、分かった。
　　可能性を否定しては、ダメ！、と言う言葉に共感する、矢頭さん。

［１月］　手紙（後の手記）を、書くのが楽しくてしょうがない。
　　　　　　　　　　　　　　　　　　　　　　（１５枚程度）

　　　皆、手紙で詳細が、分かってくれた。
　　　　　"そんなに、非道かったのか・・・・・・"
　　　　　　　　　　　　　　　　気にしなくても、いいよ！

［１月〜］　１ヶ月ほど前から、左脚の痛みが、どんどん増す。
　　「シクラメン」の機能訓練士の先生が、指摘してくれる。
　　　　　　　　右脚を半歩、ひいて、立ち上がる訓練。

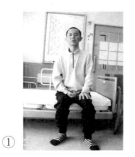 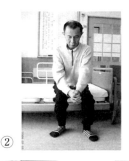 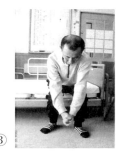
① ② ③

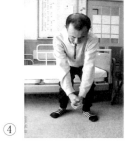 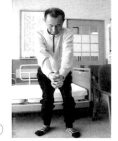 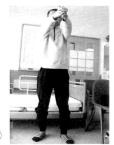
④ ⑤ ⑥

　　①→②→③→④→⑤→⑥　　　特に、③、④が、大切と思います。

（怖い方は、①〜④の繰り返しでいいと、思います。
片麻痺の方は、危険です。　必ず、補助員が必要です。
　また、座るときは、"ドスン！"といって座らないで、
　　　　　　　　極力、静かに座る事が、必要です。）

これは、ダメな例。（片脚。　一本脚。）

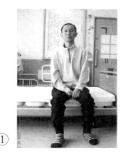① 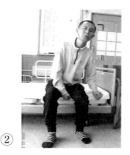② 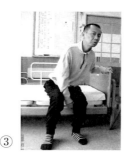③

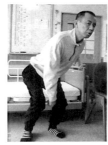④ 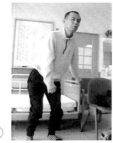⑤ 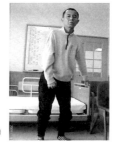⑥

（参考）　ある高校の、教え子が、遊びに来てくれる。
　　　　私が、大学の入試問題を、当てたことを、語ってくれる。
　　　　一葉双曲面の図のみ、示します。
　　　（この図の様に、私の左脚も、ねじれている、感じがする。）

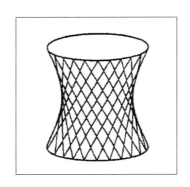

（参考、終）

　機能訓練士の先生が言われることは、
　　ひねり（？）、ねじり（？） が、関係するようだ。

それから、手の運動も教えてもらう。

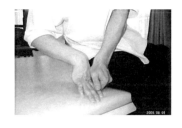 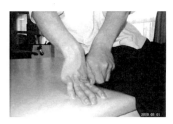 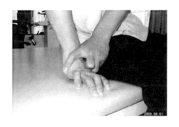

これは、腹臥位療法の例です。

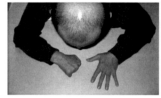 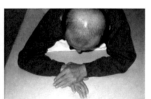

ベッドにうつ伏せになって、
　　掌をベッドにつけることで、
　　　　大脳半球の感覚野を
　　　　　　　　刺激する。

［2月］　メールが入る。　中には、こんなメールも、入ってくる。
　　「私は、近所に住んでいる者です。
　　　私は、毎日、正夫さんの家の前を通り、会社に行っています。
　　庭でリハビリに励む姿を何度か見かけましたが、その度に、
　　　　　　"今日も、頑張ろう！"と、勇気を、もらいました。
　　今は寒くて、外には出られないでしょうが、
　　　　　　　　春になったら、また散歩に出られますね。」
　　　　　　　　　　　　　　　　頑張ろう！！

［2月］　受診：数字が上手く、聞き取れない。等。
　　アドバイス：パソコンもいいけれど、落書き帳で、
　　　　　　　　　右手を使うように、するといいよ、等。

　　脳のＣＴ画像をもらう。　非道いな・・・（本文、参照。）
　　でも、気力、情緒、感情、記憶（想い出）などは、助かった。
　　　　　御陰で、大勢の人に、出会えた。　感謝！！
　　　　　（脳画像のコピーは、私の責任で、やりました。）

［２月］　「中津高校の卒業式に来ないか？」という、誘いが来る。
　　　　　　　　　　　　　　　　　　お願いします！！

　　また、洞田先生に、題字をお願いする。
　　　　　　　　　　　（後の手記は、２５枚程度。Ｂ５判。）
　　　　“心を、ゆさぶられた。”と、言って、引き受けてもらう。

　　また、教え子ＡＫさんへの、手紙。

　　稲の話は、覚えていますか？

　　もう、１５年ぐらい前かな？　　（初夏のころ）

　　食事に行った帰りのこと。

　　“すくすく、育っていく稲を見ていると、
　　　　　　　　私も頑張らなきゃ！”と、言ったことがある。

　　印象的だった。

折り返し、手紙が来る。

　　　　　吉村先生へ

　ご無沙汰しております。
　日増しに暖かくなり、春がもうすぐそこ
まできているのを感じる今日このごろです。
　先生、お手紙ありがとうございました。
　先生のとても力強く前向きな気持ちに
私も負けていられないと勇気をいただきました。
　稲の話も、ついこの前、先生と話していたよう
な、タイムスリップした気持ちになりました。

55

> でも先生、よく覚えていてくださったなァと、
> びっくりしました。相変わらず私は当時と
> 同じようにいろんな事で悩んだり、へこんだり
> の繰り返しで、育事でもそうですが、子供と共に
> 少しずつ成長しているって感じです。
> 　この前、新聞かなにかで、「神様は人間に
> 越えられない壁は与えない。」というような
> 文を読みました。稲の話もそうですが、いつでも
> 自分の心の持ち方だと思いました。そのことを
> 先生は思い出させてくれました。
> ありがとうございました。
> 　先生も焦らず、無理をしすぎず、
> いろんな事にチャレンジして下さい。私も
> 先生に負けないよう、精一杯生きていきます。

　　　　教え子ＡＫさんからの、返事。　　　　　（2010/3月の稿に続く）

［２月］　通分のやり方が分かった。
　　　　感動！！（小学校４年生程度）

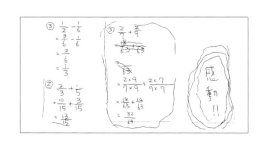

［２月］　腕が、背中で、組める様になった。（写真）
　　　　　　　　（痛いから、大丈夫！　・・・）

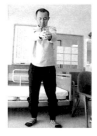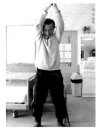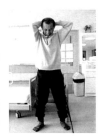

［2009 年３月１日］　中津高校の、卒業式に行く。
　（集会を、やってもらいました。
　　　言葉が不自由なので、原稿を読んで、とつとつと、喋った。）

　　　"集まってくれた、皆さんへ。

　　ご卒業おめでとうございます。　みんな、元気ですか？

　　３年前、中津高校の正門を、くぐった。
　　思えば、緊張していた、初めての授業も、今は懐かしい。

　　２年前、倒れた。　あの時は、千羽鶴等、ありがとうございました。
　　２年が過ぎた。　だが、失語症、右半身不随等である。
　　　人生は、生きていると言う事を、改めて思う。
　　けれども、希望がある。
　　　　　みんな、希望がある。　私も、希望がある。

　　１年後、５年後、１０年後、君たちは、どうしているのかな？
　　市川さん。　志なかばで逝ったことは、さぞ無念だ、と思う。
　　　　　　　　　　　　　　　　　　　　　　　冥福を祈る。

　　さて、歌を歌って、終わりにしましょう。　（１，２番は、略。）

君にありがとう　とても　ありがとう
　　　　　　　　もう会えないあの人に　ありがとう

まだ見ぬ人に　ありがとう
　　　　　　　今日まで僕を　支えた情熱に　ありがとう

生きてりゃいいさ　生きてりゃいいさ
　　　　　　　　　　　そうさ　生きてりゃいいのさ
喜びも悲しみも　立ち止まりはしない　めぐりめぐって　行くのさ

掌をあわせよう　ほら温もりが　　君の胸に　届くだろう
掌をあわせよう　ほら温もりが　　君の胸に　届くだろう

　　　　　　（生きてりゃいいさ　作詞・作曲　河島英五）
　　　　　　　　　　JASRAC 出 2408732-401

　　　　　みんな、元気で！！　　吉村正夫"

教えていた在校生も、居なくなった。　　もう、ダメかなー？
　　　　　　　　　　　　　　　いや、頑張るぞ！！

市川さんにも、手紙を出す。（面識は無い。）
“お母さんも、元気で！”
　　　　（市川さん：2009/3 卒業するはずだった生徒さんの、母親。）

［３月］　野村正成先生が、言われる。

　　“ニューロン（神経細胞）は、再生出来ない。
　　　　　　　　　　（死滅した脳、やられた脳は、再生不可能。）

　だけれども、１０年位前からは、
　　　　「じゃあ、残った脳は、何をするのか？」という、
　　　　　　　　　　　　　　　　　疑問が、湧いてきた。
　　　　（定説。　代償しているかもしれない。）
　　　　３年は、可能性がある。”

原先生とも、話す。
　“社会復帰に向けて、何か、始めた方がいいよ。
　　学校内などで、道徳などの時間に、
　　　　　ノーマライゼーションの、
　　　　　　　　　　勉強として、講師となる（ボランティア）。
　　地域に根ざした、ネットワークを起ち上げる、等。”

　　[注：ノーマライゼーション：
　　　　　　　　　　デンマークのミケルセンの提唱した、言葉。

　　　　「人として、当たり前の生活が、送れるように、
　　　　　　　　社会全体を整える」という、考え方。]

また、原先生が、言われた。
　“「６ヶ月の壁」、と言われる物がある。
　　こんなに、歩行も、言語も良くなるとは、思いもよらなかった！”

　　[注：一般的には、リハビリを続けると、最初は、急激に伸びる。
　　　　　が、以降は、鈍る、（ないしは、）変化が無い。
　　　　　　　　　　これを、「６ヶ月の壁」と言う。]

［3月］　朝一番に、「こころ」の主任が、言う。
　　　"おはようございます。
　　　　　あれ？　杖無しで、歩いている！！"

　腹の前に両手を、組んで歩くのみ。　バランスが、取れない！！
　　爪先、膝が上がらない！！
　　　　　　（オットットッーーー、という、感じです。）

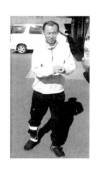 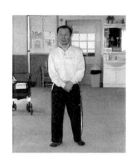

歩行訓練の様子（傾いている）。　　腹の前に、両手を組んで歩く。
　（装具あり。　訓練時のみ。
　バリアフリー、アスファルトのみ。　段差のある所では、ダメ！）

これは、ダメな例。　立身中正が保てない例。

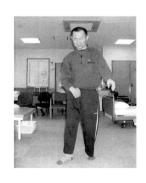 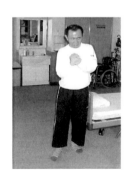 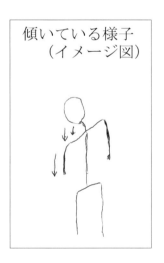

傾いている様子
（イメージ図）

［3月］　原先生曰く。
　　　　　「腱は、多少は伸び縮みをするが、あまりしない。」

　"違う！！　もっと、鷹揚に構えて！！
　　　古武術も、中国拳法も、そうだけど、古い学問は、
　　　　可能性は、否定しない！！"

　　　　（と、思いきや、
　　　　　「おうよう？　そんな言葉は、知らない。」と、言う。）

　　　　　　　　　　　　　　　　　　（私：・・・・・・・・・）

［3月］　教え子のTさんから、手紙が来る。

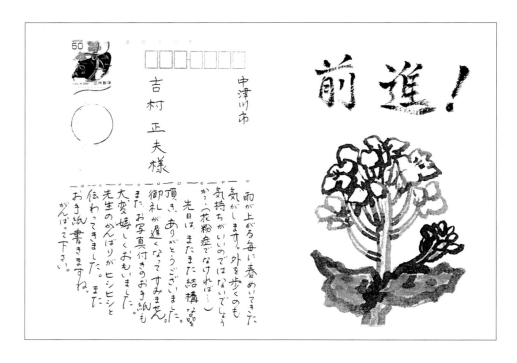

　　　　　　　　　　　　　　　　　　　　Tさんからの、手紙。

　　　　「小学校4年生の文章読解　毎日のドリル」に、入る。

［4月］　元同僚のM先生から、解の公式等の、原稿の依頼が、来る。
　　　「吉村さんの心が、健在であることを、知りました。
　　　　　もう一つ、自信不足のうちの高校の子に対して、勇気を！」
　　　　　　　　　　　　　（後の「手記」、約40ページ分、送る。）

［４月］　暖かくなり、散歩を再開。　早くなった事を、実感する。
　　　　　しかし、腕が、どうもおかしい感じがする。
　　　　　こわばっている、感じがする。　（2009/8/22 の稿、参照）

［４月］　速度に詰まる。　時速、秒速、時間、距離、Ｋｍ、ｍ、・・・
　　　　　ああーーー、訳が分からん！！　**ゴチャゴチャ！！**

［４月］
　　“筋肉の再教育訓練に関して、
　　　　イメージを持ちながら、
　　　　　ひとつ、ひとつ、行うことは、とても大事。

　　　脳でイメージして、
　　　　　　　　それを伝える神経に、刺激を与える事に、意味がある。
　　　気持ちを込めて取り組んだ先の結果には、
　　　　　　　　　　　　　とても大きな違いがある。
　　　　　　　　　ほんの少しずつでも、変化がある。”
　　　　　　　　　　　　　　（「シクラメン」の機能訓練士。）

　（目的とする、運動、動きを、ハッキリさせる。
　　　　　　　　　　　　　　　視線を見定めてやる。
　　　例えば、腕の運動をしているとき、腕の動きを、キチンと見る。
　　　リハビリをやってもらっても、ボ〜〜〜としていては、ダメ！
　　　　　　　　　　　　キョロキョロしていても、ダメ！）

　（「メキメキ」と、いう表現があったでしょう？
　　　　　一寸その部分は、おかしいかな？
　　　　　　　　　　　　気の持ちようとでも、言うべきかな？）

［４月］　「こころ」、「シクラメン」でも、資料（手記）を、配る。
　　　　　けれども、めんどくさくなってくる・・・・・　もう限界！！
　　　　　気持ちを汲み取ってもらえば、いいや！
　　　　　　　　　　　　　　歯抜けの本を出そう！！（自費出版）

ワダ印刷さんにも、お願いする。
また、市川さんにも、原稿をお願いする。
下呂温泉病院に、リハビリの様子を、依頼する。

> 下呂病院に入院された時は、ストレッチャーで運ばれて来て、正直退院の頃、あそこまで良くなられるとは全く想像もつきませんでした。
> しかめっ面をしながら一生懸命訓練に取り組んでみえた印象がまだ残っています。
>
> 床に座ったり、床に立ったりする動作に関しては、正直難しいだろうと思っておりました。吉村さんに関しては僕が学んだことの方が多かったと思います。
>
> 無理しすぎず頑張って下さい。機会があれば下呂病院にも足を運んでみて下さい。またお会いできることを楽しみにしております。
>
> 下呂病院　武田康裕

武田先生からの、手紙。

（夢の部分は、省略。　スカスカでした。
写真、資料は、佐橋君のくれた物を含め、4ページ。
注や、写真等を除くと、ほぼ、「手記　ありがとう」になります。）

約1ヶ月間後、約60ページの、小冊子に仕上がる。　B５版。

［５月３日］　前橋先生と共に、付知の「森の市」に、出かける。
早川さん等。　口を揃えて、“良くなったね！”と言ってくれる。
嬉しい！　嬉しくなって、早川さん、制作の額を、買い求める。

洞田先生が、書いてくれる、題字を入れよう！

「手記　ありがとう　　失語症・右半身不随との闘い」

「手記　ありがとう」の、締めくくり。　　［2009年5月］

みんな、それぞれに、悩み事がある。

ある方が言われる。　　"生きていられて、運が良かったね！！"
別の方が言われる。
　　　　　　"体が不自由でも、言葉が不自由でも、親に感謝。"

人生80年、私は48歳。　暗い気持ちで過ごすのか？
それとも前を向いて生きるのか？
伴さん、安田さん等の、人生のお手本がいる。　　頑張るぞ！！

私も、事実、1年半位は暗い、気持ちになっていた。
けれども、私の場合、毎日、毎日、・・・、模写をやり続けて、やっと、
"そらが、（×ひ×）はれた。"という、一言が、書けたことが、
大きかったです。　　これには、大喜びしました！　感動しました！！
　　"よし！　よし！！　万歳！！！"と言う、気分になりました！！

また、NHKの、「鶴瓶の家族に乾杯」で、たまたま、やっていた。
　　"私（出演者）の医師が言った。　　ひたすら、一日中、歩く。"
また、坂上二郎（元　コント55号）の失語症の話も、聞いた。
　　"何でもいいから、喋る。　ひたすら、喋る。"

ちなみに、私の一週間のスケジュールを書きます。
月、水、金、土　　　（注：後の曜日も、ほぼ、同じです。）
　　4:00　　起床　腹の調子を整える（便秘気味）　パソコン
　　4:30　　リハビリ（チューブ体操等）　散歩（5:00〜6:00）
　　6:00　　朝食等　　新聞を、声に出して読む等
　　8:30　　施設に行く　会話を楽しむ（重要！）と、
　　　　　　　　　　　　同時に腕のリハビリ、脚を踏ん張る。
　　9:30　　屋内を歩く　立ち上がりの練習等
　　11:00　風呂　湯船に浸かると同時に腕のリハビリ
　　12:00　昼食　　　新聞を声に出して読む
　　13:00　言語のリハビリ（機能回復の訓練）
　　13:20　立ち上がりの練習　階段の練習等
　　15:30　施設から帰る（朝の稿に同じ）
　　16:30　散歩、夕食　パソコン　勉強等
　　20:00　寝る（掌を、下に向けて寝る。　写真は、略。）

（ここからは、市川さんの言葉を、引用させてもらいます。）

何も起こらない、天下太平の人生でなくて、
色々起こって、色々体験できて、そのたびに、成長出来る、
　　　　　　　　　　　　　　　　こんな人生に満足しています。

病気も事故も全て、頂き物。
無駄なことなんて、この世に、一つもないことが、わかりました。

何でもかんでも、「有り難い！」の、境地に来ましたよ。
せっかくの今日一日も、楽しく過ごします。

私は、人との出逢いに、奇蹟を感じます。
吉村先生。　娘と出逢ってくれて、ありがとうございます。

宇宙は、１３７億年前にビッグバンで誕生したそうです。
概算すると・・・　　　　　地球が誕生したのは、約４６億年前。
　　　　　　　　　　　　　恐竜が誕生したのは、約　２億年前。
　　　　　　　　　　　　　人類が誕生したのは、約１００万年前。

と、言うことは、宇宙の歴史を一年に例えると、
　　　　　　　　ついさっき、人類が誕生したという事になるらしいです。
人生８０年とすれば、この地球で過ごす時間はたった0.1秒。
宇宙の中で生かされている、私たちの人生は0.1秒にすぎません。
まさに一瞬です。

　そんな貴重な一瞬に、私たちはいま立ち会っているんです。
　そんな貴重な一瞬に、先生は娘と出逢って下さったんです。
　そんな貴重な一瞬に、先生は貴重な体験をされているんです。

まばたきほどの、そんな貴重な一瞬を、地球人として、
　　　　　　　　　宇宙の一部として、大地に身を置いているんです。

すごいと思いませんか？
そんな風に考えると、0.1秒の人生において起こってくること、
　　　　　　　　　　　　　　　　　　　　　全て奇蹟ですね。
だから、もっとこの奇蹟を楽しもうって、思うんです。

地球人の一員として。

（（以下は、私の言葉。））

障害者（本当は、そんな言葉は使いたくない！）の皆さん。
　　敢えて言います。　　頑張って！！

[注：アメリカでは、
　　　チャレンジド・ピープル（challenged people）と、言うそうです。]

可能性を信じて！！

（「手記　ありがとう」の締めくくり。　終）

[注：障害者の方は、国から（または、県、市町村等）の、補助が、
　　　　　　　　　　　　いろいろある、と言う話です。
　　　　　　　　一度、詳しく、調べるといいでしょう。

　例：障害者１１０番　　　ＮＨＫ放送受信料の免除
　　　携帯電話料金等の割引
　　　ニュー福祉機器助成事業(岐阜県では、パソコンの補助がある。)
　　　青い鳥郵便はがきの無償配布(4〜5月のみ。1人につき 20 枚。)
　　　生活保護の対象にもなる可能性がある。
　　　　　　　　　　　　（あくまで、可能性がある。）]

[注：私の様に、「言葉が不自由、体も不自由。」と、
　　　　　　　　　　　言うときは、次のような手段もある。

　　例：不要な電話は切る。着信拒否。
　　　　　　　　（電話機の取扱説明書を読んで下さい。）

　　　　不要な手紙は、
　　　　　「受取辞退（吉村　印）」と書いて、ポストに投函する。
　　　　　　　　　（同様に、宅急便等でも出来るはず。）

　　　　新聞は取りたいが、広告は、要らない！
　　　　　　　　　　　→　　新聞販売店に、連絡する。]

もう一度、言います。

脳卒中になる。
　"元通りになりたい！"、
　"治らないかな・・・"という時間があれば、
　　　　　　　　　　　入院中も、何か、やって欲しいです。

　口真似、模写、散歩、・・・　時間が、勿体ないです。
　　　改善する、可能性がある、と思います。

諦めては、もう、成長は望めません。
　　　　どうか、**希望を持って、**取り組んで欲しいです。

ある方が、言われました。
　「失語症・半身不随・高次脳機能障害の方は、
　　　"本当に大変で長く過ごさなければならないのは、
　　　　　　　日常生活なんです"。」

私は、言いたいです。（入院期間・限度は、おおよそ、180日です。）
　　脳卒中の方は、**退院してからが、勝負です！！**

脳卒中の症状は、人、それぞれです！！

脳卒中に罹られた方は、
軽度〜中度〜重度も、重要です。

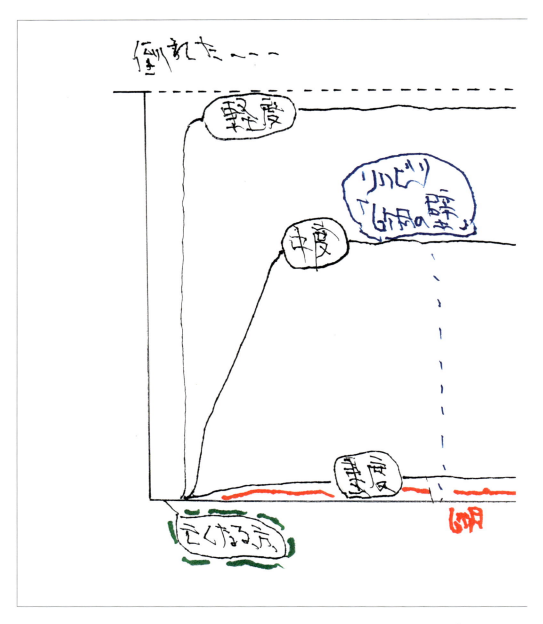

「リハビリは、6カ月の壁」と、言われる**が、**

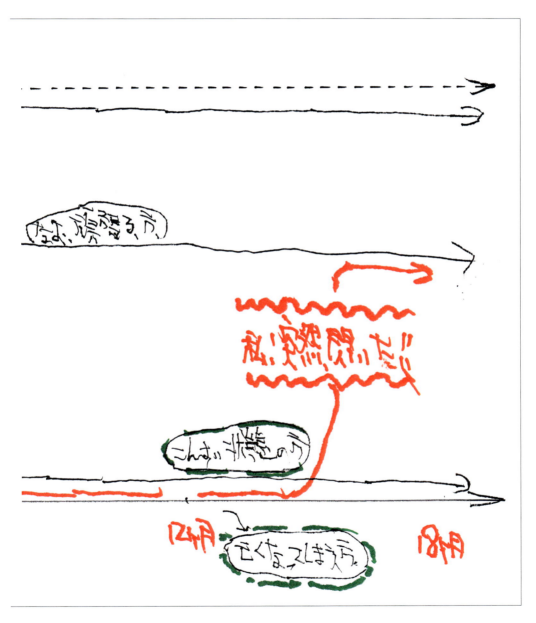

私の経験では、
「３年間は、可能性がある！！」と、信じたい！！

レベル１～レベル 10 として、分けると・・・・・・
　　　　　　　（私の考えに、よります。　ご了承ください。）

レベル１：極めて、軽度！（例：数十日で、歩けた！）

レベル２：軽度（例：３カ月で、ほぼ、歩けた！）

レベル３：

レベル４：中度（例：６カ月経ったが、歩けない・・・）

レベル５：

レベル６：

レベル７：特異な例（例：１年半で、言葉も、しゃべれた！！
　　　　　　　　でも、スラスラとは、しゃべれない・・・
　　　　　　　　ほぼ、歩けない・・・
　　　　　　　　右肩も、亜脱臼している・・・）

レベル８：極めて、重度（例：歩行は、大丈夫！
　　　　　　　　　でも、・・・・・・・・・）

レベル９：寝たきりに、生ってしまう方（極めて、重度）

レベル10：亡くなってしまう、方・・・・・・

　　脳卒中の症状は、人、それぞれです！！
　　（私の身体障害者手帳は、１級です。
　　　　福祉医療費受給者証は、重度です。）

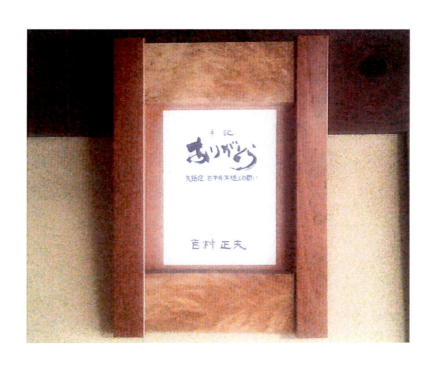

[5月]　　　散歩の時、装具を外して見る。（約20メートル。）
　不安定！！　そーーー、と、そーーー、と歩く。

　靴跡を見る。　やっぱり、ミミズが、這ったような跡だ・・・・・
　　（私は、右足首が、ガクン、ガクン、と、
　　　　　　　　　　　　　　外側に、砕けてしまう。）

　野村先生に教わった、
　　　腕を後ろ向きに組むやり方を、
　　　　　　　　　　実行する。
　辛い！！　けれども、訓練！
　　（痛いから、大丈夫！　・・・）

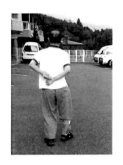

[2009年5月]　手記が出来たよ！　嬉しい！

いろんな、方から、声を掛けてもらう。　嬉しい！！

また、手記を送付する。
"リハビリに、励みます。
　　元気です！！　吉村。"
　　　　これで、いい。

　その後、
　　　いろいろな方から、
　　　　　手紙を頂く。

　"教え子の母より" と
　　　書いてくれて、
　　新茶を送ってくれた方。
　美味しく、
　　　飲ませてもらいました。
　　（無記名。　障害者。）

　また、MY先生からの手紙には、
　　　　　　勇気づけられた。
　　（元中津高校の同僚。退職。）

> おひさしぶりです。先生の手記を読み、私は大変はげまされました。私は昨年3月に教師をやめ、現在、大学の　　　　研究科で、大学院生をしています。将来は研究者になるつもりです。しかし、最近、自分の才能の無さに落ち込み、自分の努力が無駄ではないかと感じていました。しかし先生の文章を読み、継続して続ければ、きっと実が結ぶ日が来ると感じることができました。私はこれからも努力を続けます。先生といっしょにがんばりたいと思います。ありがとうございました。

73

加納先生。　"とても、参考になりました。"
　　　　　（加納利恵先生：シクラメンの理学療法士。新卒。）

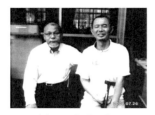 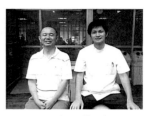 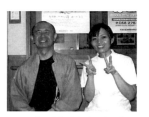

　　　野村正成先生　　　　　原司先生　　　　　加納利恵先生

［5月］　プレゼントに、当たった！
　　　　　　　　　中日新聞の「新茶のかおり」に、当たった！
　ロト6は、毎週200円買って、2007～2009年、2000円当たる。
　　　　　　　　　　　　　　　割に合わないね！

　矢頭：ハズレ番号のみ、買っているんじゃないの？　ヘタだね！！
　私　：チェッ！
　　（「チェッ！」という単語も、失語症の方にとっては、
　　　　　　　　　　　　　　　　　　　大事な、発話訓練です！）

［6月］　1ヶ月ぐらい前から、どうも、膝が痛い！！
　骨が痛いような、気がする。
　　レントゲンがある、クリニックに行く。
　院長：関節軟骨の、変形（老化）かも、知れない。（レントゲン）
　　　　（診断の結果、）異常は、無いですね！
　　　　でも、左の膝と、右の膝と、骨が違うことは分かりますか？
　　　　右の骨が、ちょっと、**スカスカ**になっていることは、
　　　　　　　　　　　　　　　　　　　　　分かりますか？
　　　　無重力空間で、生活していると、それは、仕方ないことです。
　　　　貴方の膝、骨も一緒です。

［注：骨を丈夫にする要因。
　　　　カルシウム、ビタミンD、日光浴、運動。
　　　　　　　　　いずれが、欠けても、いけないそうだ！！］

エエーイ！　もう、我慢できない！！　シクシクしても、我慢！
室内の散歩を再開。　靴下のみ。　バリアフリーのみ。
　　（そのうち、気づく。　素足のほうが、歩きやすい！）

［2009年7月］　中日新聞の、本田英寛記者が来てくれる。
　取材の最後に、聞いて来る。
　　本田：「ありがとう」とは、どういう、意味ですか？
　　私：それは、内緒！
　　本田：まあ、いいです。　東濃版なら、今月中には載りますよ！

［2009年7月7日］　載った！　本田記者に、お礼の電話をする。
　　（東濃版：中津川、恵那、瑞浪、土岐、多治見、可児、近隣。）

リハビリ体験を手記に

吉村　正夫さん（48）中津川市

失語症、半身不随も高校教諭復帰目指す

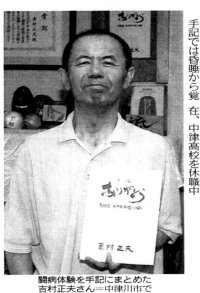

闘病体験を手記にまとめた
吉村正夫さん＝中津川市で

二〇〇七年一月、勤務先の中津高校から帰宅後、自室で本を読んでいると頭に激痛が走り、緊急入院した。脳内出血だった。失語症と右半身不随に見舞われた。

約一年半、ほとんど言葉を発することができなかったが、熱心にリハビリを続け、今はゆっくりだが会話ができるまで回復した。「頭の中に言葉があるのに、しゃべれなくてつらかった」と当時を振り返る。

「同じ病気の人や一般の人に、体験を伝えたい」と、倒れてからの二年四カ月の体験を手記にまとめた。一文字をパソコンで打つのに二時間以上かかった力作だ。タイトルは「ありがとう」。

手記では昏睡から覚めた直後について「言葉で、教え子らに励ますことは自分への励みになる」として、声を出す気力がない」と絶望感を描写。「絶対に治る」と信じてリハビリに取り組んだこと、右腕が上がった時の喜びなどを率直に記した。

富山大大学院卒業後、二十年以上、県内の高校で多くの生徒に数学を教えてきた。現在、中津高校を休職中

壇上に立ちたい。生徒に「また教リハビリに励む週四日、リハ前に立ちたい」と、力強く訴える。

（本田英寛）

［注：資料を一部加工。
　　　　中日新聞社電子メディア局企画営業部、了承済み。］

［2009年7月22日］　学校に、行く。　　父親、母親、妹、私。
　校長先生、元校長先生、岩本先生らに、会ってくる。
　　　　　　辞令を頂く。　丁度、１年か・・・　焦る・・・
　元校長：下呂温泉病院に行った際、2年前、全然喋れなかったのに！
　　　驚くべき進歩ですね！　が、教員としては、まだまだですね。
　　　私　：悪口も、言えるよ！！
　　　（「悪口が言える」とは、会話が進歩した、証拠です。）
　　　　　　　　　歓談！
　　　では、これから、下呂温泉病院に行くので！　　　（（到着））

　矢野先生と、会う。　　"よう、元気！！"　歓談！
　　　私：矢野先生から、頂いた手紙。　やっと意味が、分かりました。
　　　矢野：いや、そう言ってもらえると、嬉しい。
　　　一寸、意味が違ったけれど・・・　私も、勉強になりました。

　大島先生にも、会う。
　大島：お久しぶり〜〜〜　元気ですか？
　　　　会話が、出来るように成ったね！　嬉しい！
　　　　力不足で、申し訳ない。
　　　私　：いやいや、そんなことは、無いです。
　　　　　　特に、口真似が、効きました！！
　　　武田先生は休み。　残念。　　　また、いつか、来ます！！

［2009年7月］　ワダさんが、手紙を持ってきてくれる。
　　一般の方々も、ある。　　体が不自由な方、失語症の方もある。
　　私と同じような、目に遭っている方もいるんだ、と、思う。

古山さんという方からの、手紙から引用。
　"私も4年前、脳内出血で倒れ、
　　　　　　　　　　失語症と右半身不随に見舞われました。
　　それから、人の何倍か、言葉の練習、手足の運動、歩行練習等。
　　　今では、習字も出来るようになり、花かごも作ります。
　　　どうにかここまで出来るようになりました。気力と、努力！"

伊藤さんという方からの、手紙から引用。
　"私は、6年前、脳梗塞で倒れ、右半身不随となりました。
　　とにかく私の仕事はリハビリのみ。
　　　4年、5年でも、リハビリの効果は、現れます。
　　　「障害者にはなりたくない！」と、いう、想いで一杯でした。

リハビリの良かった点。
　　１、水墨画で、腕、指のリハビリ（右手）！
　　２、卓球で、足、手の力を強化！　農業で全身を強化！
　　３、各サークル活動に、参加する。
　　４、一昨年から、八十八カ所巡りが出来、
　　　　山道、階段による脚力強化！　納経で書く力の強化！、
　　　人前で話すことの強化！等により、ここまで治りました。”

水野美穂子さん（長野県の言語聴覚士。）
　倒れてから半年間は、シー、シー、と、言うのみの方だったが、
　６年ぐらい経った頃から、やっと言葉を喋るようになった方も
　　　いる。　その方は、積極的に、人前に出るようにしていた。

こういう、**生の体験談**の、本があったならば、いいのに・・・
そうすれば、私も気持ちが落ち着いたかも・・・

　　　　　励ましの手紙を頂いた方、ありがとうございました。

また、教え子ＡＴさんから、手紙が来る。（コピーは、次ページ。）

また、原先生が、岐阜県の高齢福祉課に、私の手記を送ってくれて、
　　　　　　　返事が来ている。　　１人の方を紹介します。

> 若くて脳卒中になられた方々は　特に仕事につきたいという思いは　皆さん
> 強く持っておられます。　しかし、厳しい現実は、20年前から　あまり変
> わっていません。　　吉村さんのように　ありのままの声を届けることが、
> 社会を変える大きな力になると思います。　今回の手記を出され、
> 取材にも応じて　いらっしゃることは　大きな前進です。　あきらめないで、
> 活動していただきたいと思います。

（この文を書かれた方は、中土康代さん（保健師）。
　　　　　　　　　　　　　　代表者　谷合真紀さん。）

年金も大事だけれど、**生き甲斐が、欲しい！！**
（以後、いっぱい、一杯、間違いがある事に気づき、
　　　　　「手記　ありがとう」は、絶版としました。）

ＡＴさんからの手紙：②

先生の手記を読み進めていくと、だんだん心に明りが灯されて、光が増しておられるのを感じます。

私自身、仕事に就いていたときには関わりのあった方々から、本当に多くの勇気と希望を頂き、支えられてきました。そして吉村先生もまた今現在、周りにいらっしゃるスタッフや患者さん方へ、大きな励みを与えていらっしゃるのだと感じました。

先生の抱えていらっしゃる苦難と並大抵のことではない努力を思うと、簡単な言葉では表せませんが、先生の強い信念が、必ずや今以上に機能回復への大きな力になると信じています。そしてこの先も、どうかゆっくりゆっくり、回復の階段を上がっていかれるように祈っています。

またどこかで先生の元気なお顔を拝見できる日を楽しみにしています。

後文略

吉村 正夫 先生　平成 二十一年 盛夏

みつこ

78

暑中お見舞い申しとげます

前文略

まずは、この度、先生が大病を患われたとのことにつきまして、心からお見舞い申し上げます。突然の罹患に、どんなに大きな混乱と失望に苛まれたことかとお察しします。

ですが、苦悩の多い状況の中でしっかりと病気と向き合い、日々のリハビリに全力で取り組み、確実に一歩一歩前進されているお姿は、本当に力強く、手記を読んでいる私にも希望がみなぎってくるように感じました。

私たち教え子は、恩師である先生方には、教師と生徒として、勉強をはじめ人生の大切なことを様々に教えていただいておりますが、この歳になっても尚、吉村先生には手記を通して生き方の手本を示していただき、導いていただけるのは本当に有難い、ことであると感謝しています。先生の手記をこうして手にさせていただいたのも、何かの縁だと感じています。

介護をしていたときには、数多くのご病気や後遺症などで苦しんでおられる方々と出会いました。その方々が、回復への可能性を信じて、日々リハビリや治療に専念されるお姿を見て、数多くのことを教えられ、実感してきました。

障害を受け入れるということは、諦めるということではないこと、又、強い信念が不可能を可能にすること、そして人には計り知れない力が潜んでいる、ということです。

先に明るい希望を持つことは、何にも勝る心のリハビリですね。

ＡＴさんからの手紙：①

［８月１５日］　「シクラメン」にて、利用者さんの家族の方に会う。
　　“（家族の方）７年前に、お父さんは、倒れた。
　　　肺の病気になって、２週間で、声は、ダメになった。
　　　　喋れなくなった。　理解力もダメになった。
　　　けれども、愛知県の医者に、

脳に刺激を与え続けなさい、と、言われた。

　　　　今は、書けるようになったし、理解も出来るようになった。”

［８月］　　　　　野村正成先生と、話す。
　　“（私）右腕が、暖かくなったよ！
　　　それから、ピクリ、ピクリ（2008年３月と、違う感覚）とも、
　　　　　　　動くようにも、なったよ！！”と、言うのに、対して、
　　「（野村）ビビビビビビビビと、動くようになればいいのだ！
　　　　　　　　　　　　　　　　　　もう一寸、頑張れ！」

　　また、やっと、「関節拘縮（こうしゅく）」の意味が、分かる。
　　４ヶ月ぐらい前から、どうも右脚の、ふくらはぎが、突っ張った（？）、
　　　　　　　　（張った？　凝り固まった？）変な感じがする・・・
　　　特に、アキレス腱が伸びない！、踵（かかと）がつかない！

　　加納先生に、腕、ふくらはぎの、リハビリをやってもらう。
　　　加納：萎縮は、無いです。　関節拘縮も、無い、と思います。
　　　私　：じゃあ、何？

　　　加納：関節拘縮とは、関節の動きが制限されることを言います。
　　　　　　吉村さんの膝は制限されていないので、
　　　　　　　　　　　　　　関節拘縮とは言わないと、思います。
　　　　　　筋緊張が高い、と思います。（または、異常な筋緊張。）
　　　私　：ふう〜〜〜ん・・・

　　［注：強直　　　：骨と骨がくっついてしまう。
　　　　萎縮　　　：筋肉が萎縮する・・・筋肉が細くなる。
　　　　関節拘縮：関節が拘縮する・・・関節の動きが制限される。
　　　　　　　　　　　　　　　　　　　　（または、硬くなる。）
　　　　筋緊張が高い：筋肉がこわばる。伸びづらくなった状態。
　　　　（「筋緊張が高い」とは、「異常な筋緊張」と、同義語。）］
　　　　　　　　揉む。　　ひたすら、揉む。

（私の腕も緊張が高い状態。　指も高い状態。
　　２年前、そのまま動かせない状態あったら、今頃は、
　　　　　　関節拘縮していたかも知れない。　ゾッと、する。）

（後日、矢野先生から、手紙が来る。
　　　　　"放置するのは良くない。　すみませんでした。"）

［９月２７日］　中日新聞に、岩渕大起さんの、記事が載っている。
　「障害に負けない親の愛」と言う、題名の文章。（略します。）

　また、本も、紹介されている。　読もう！
　エッセー「まだ１７歳だけど、人生って面白いと思う」（ポプラ社）

［１０月］　介護認定の、調査用紙が来ている。
　けれども、右半身不随、失語症等については、何らの、記述も無い。
　それは仕方ないことです。
　　　　介護認定と、障害者手帳は、違います。（補足Ｅの注、参照。）

　また、分からない所があるので、中津川市民病院に行く。
　　介護の問診票について（特に、２１について）。
　　　イ　言葉がうまく話せない、言葉が理解できない。
　　　ロ　話すとき、"ろれつが、回らない"。

　私　：どっちに、〇をつければ、いいのですか？
　医師：失語症は、イになります。

［１０月］　「まだ１７歳だけど、人生って面白いと思う」が、来た。
　　　　　　　　　　　　　　　読書（音読）を、日課とする。
　毎日、（時々、休憩を入れて）　9：00～11：00　まで。　４ページ。
　　　　　　　急に、朝が起きられなくなる。（高次脳機能障害）

（音読で読む。　　黙読ではありません。
　音読は、目的語が存在して、初めて成立する物なので、
　　　　　　　　いい、言語訓練になると思います。）

「まだ１７歳・・・」を、読んでいると、こんな文章が出てくる。
　"（略）逆に、何不自由なく暮らしてきた人は、
　　　　　　アクシデントにどんなに苦しみ、悩むことだろう。

　　　　　それを乗りこえるのは簡単なことではないはずだ。
　　　　　その心の内を思うと、気の毒でならない。（略）"
　　　　　今となっては、分かる気がする・・・・・・

［１１月］　「まだ１７歳・・・」を、声に出して、読み終えた。

　　　約２０分間で、１ページ。
　　　時間は掛かるけれど、１０ページ、読む自信がついた！
　　　　　　（早口言葉は、喋れないが！（言えないが！））

［１１月］
　　右手の握力計を使ってみると、手首を固定すると、５kg動いた！

　　また、ここ１週間ぐらい、右脚が異様に重い。
　　　　　　　　　　　　（装具をはめたときとは、違う感じがする！）
　「シクラメン」で、歩いていると、右脚の、
　　　人差し指、中指が、どんどん、曲がっていく！　痛い！！
　　　　　　　我慢できないほど、痛い！！（異常な、筋緊張。）

（足先を、曲げる、伸ばすの、繰り返し。）

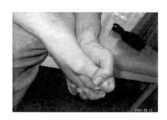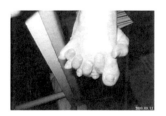

［2009年１１月］　ＮＨＫ　ハイビジョン　「復活した"脳の力"
　　　　テイラー博士からのメッセージ」を、もう一度、見る。

　　テイラー博士は、脳科学者だったそうだ。
　　　３７歳の時、脳卒中で倒れたそうだ。
　　　８年、かかって、復活したそうだ。
　　　失語症も、右半身不随も、あったそうだ。

（番組の中でも、あるアメリカの医師が、言っている。
　　"入院すると、６ヶ月～１年の、限りがある。
　　　　それを、どう乗りこえるかが、問題だ。
　　　　　テイラー博士は、粘り強く、乗りこえた。"）

その中で、テイラー博士が言った、言葉がある。（抜き書き）

"脳卒中の方は、生存者であり、犠牲者ではありません。
　アメリカの医師は、最初の６ヶ月～１年が大事、と、言う。

　けれども、私は、脳の柔軟性を信じなさい、
　　　　　　　　脳は学習し続けている、と、言いたい。

努力を止めれば、もう、成長は終わるでしょう。

　　では、１０年、２０年間、努力し続ければ、
　　　　　　　　　　　元に戻るでしょうか？

　それは、分かりません。

でも、努力すれば、生活の質は、
　少しずつ向上するでしょう！！"

　　　　感動！！　いろんな人に、メールを送る。
　　　　　　"仮に、退職になっても、諦めずに努力します。"

（番組の中でも、神経細胞の突起が、伸びる様子をやっている。
　　　　　安田さんは、感覚的に、掴み取っていたようだ！！）

［１２月］　脚を、振って歩く（ぶん回し歩行）のが、
　　　　　　　　　　多少、少なくなって来たような気がする。
　　　　　　　　　　　　　　　　（依然、階段はダメ！）

　　野村先生によると、
　　　　「頭の重心が、一定に保つようになれば良い」との事。）

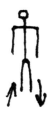
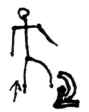

正常　　　　　　　　　振って歩く（ぶん回し歩行）
（引きずって歩く、等の、表現からも、読み取って下さい。）

ギッタン、
　バッコンの
　　イメージ図。

（どうしても、
　一本脚に、
　　負担が、
　　　かかる。）

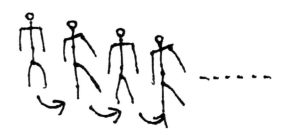

［１２月］　やっと、＋、－の意味が分かる！！（小学校１年生程度。）
　　　　１０を基準にしてやれば、良いことに気づく！！
　　　　　（ないし、組合せ。）　感動！　　（高次脳機能障害の改善）

　　　6+7　　　　　または、　6+7
　　=6+4+3　　　　　　　　　=3+3+7
　　=(6+4)+3　　　　　　　　=3+(3+7)
　　=10+3　　　　　　　　　 =3+10
　　=13　　　　　　　　　　 =13
　　　　　　　　　　（「または」が、分からなかった！）

引き算も、分かるようになった！
　　16-7
　=(10+6)-7
　=((7+3)+6)-7
　=3+6　　（7-7は、０になる！）
　=9

84

［１２月］　シクラメンで、リハビリをやってもらっていると、
　　　　　　　右脚の足先の神経が微かに、動くような気がする。

加納：麻痺は、**体幹（たいかん）に近いところから、**
　　　　　　　　　　　　　　　　　　　回復しやすい。
　　体幹から、順番に動くようにすると、いいです。
　　親指から、順に神経は、回復してくることが多い。　頑張って！

[注：体幹：（ちょっと違うけれども、いわゆる、腰。）
　　　　　中心部：腰→肩→肘→手首→掌→指（親指→小指）
　　　　　　　　　腰→ももた→膝→足の裏→指（親指→小指））
　　　　　　　　　（逆の説もある。　末梢→中枢）]

　臀部（でんぶ）の、筋肉が、劣っている感じ。

　また、ふとももの付け根が、柔い感じがする。
　　　ふとももの、運動も始める。

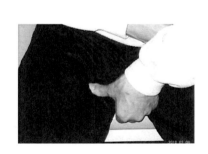
　　　ふともも

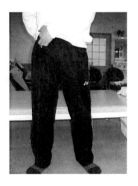
　　　特に、ふとももの、付け根

加納先生らも、
　　"ふくらはぎは、しっかりしている。"と言うけれど・・・

ふとももは、ほぼ、一緒な太さでしょう！（写真）
　（野村先生によると、"臀部の筋肉は、付きづらい"、と言う。）

麻痺側は、どうしても、筋肉が、細くなってしまう。
　椅子に座ってばかりいても、
　　　　　　　　どんどん、筋肉が、やせ細っていくばかり！

85

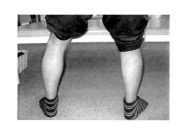 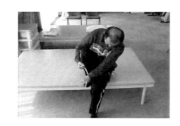 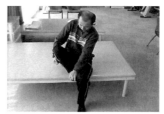

　　　上の写真を見て下さい。（指先を摘む、運動。）
　　左に傾いているでしょう！　大臀筋が衰えている、
　　　　そして、内側の異常な筋緊張が起こっているため、
　　　　　どうしても、摘めない。　ガニ股の原因。（原先生談）

　　また、１kgの鉄アレイを、施設に持ち込む。
　　　加納：椅子に座ってやると、いいですよ！
　　　　これも、体幹の、運動に他ならないです。

　　（踏ん張ってやる！　へたり込んでやるとは、違う！
　　　　　　　　　　　　　　　　　　肘を伸ばしてやる。）

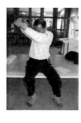 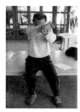

　　腕の、様子。

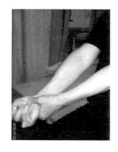 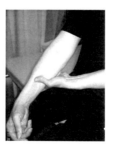 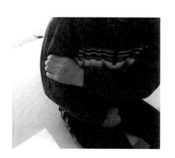

どうしても、　　　　　　　　だから、揉む！！　　　揉む！！
　指、手首等の腱が、
　　　突っ張ってしまう！
（特に、裏返しにすると！！）

86

＊：共同運動：個々の筋肉だけ動かそうとしても、
　　　　　　　不随するほかの筋肉まで、一緒に動いてしまうこと。

　（例）麻痺した手を、真っ直ぐ上に上げようとしたとき、
　　　　勝手に指が曲がり、肘も曲がり、脇が開いてしまう・・・
　　　　など、動かそうとした部位以外のほかの部位も、
　　　　　　　　　勝手に、全部、動いてしまうこと。

＊：分離運動：個々の関節が、分離して（別々に）、動くこと。

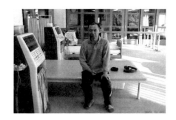 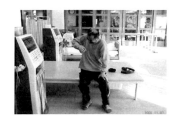 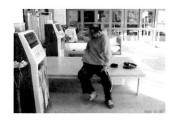

特に、右脚が、どうしても、吊り上がってしまう！　異常な筋緊張。
　（共同運動しか、出来ない！　2009/8 ごろ）　（下の写真も、参照。）

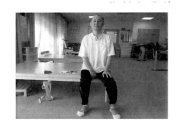 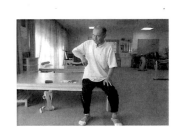 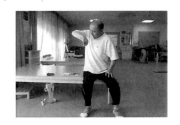

異常な筋緊張が取れて、腕を上げた時、
　　　　　　　　　　脚が、多少、浮かなくなった写真。
　　　　（分離運動が、多少、出来て来た。　2010/7 ごろ）

［１２月］　目標を立てる！！
　　言語を、もっと、すらすら喋れるようにする！（音読、読書等）
　　運動等も、続ける！
　　仮に、復帰できなくても、諦めない！！

２０１０年

［１月］　"フー、スーと呼吸しながら、骨盤を意識してやるといいよ！"

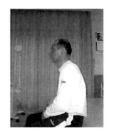 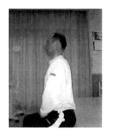

　　　骨盤前傾　　　　　　　　　　骨盤後傾
　　　　腰掛け、足は床に接地する。　　腹部をへこませながら、
　　　　　　　　　　　　　　　　　　　腰部を後方へ
　　　　　　　　　　　　　　　　　　　押し出すようにする。

（マル椅子では、ダメ！！　自然と、右に傾いてしまう！）

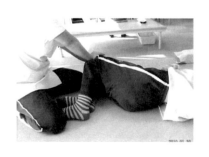 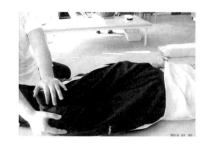

私の場合、右脚が不自由。　特に、右側を、意識してやると良い。
この運動は、よく、見られるが、
　　　　　　　　　ぼ〜〜〜としてやっていても、効果が薄い。

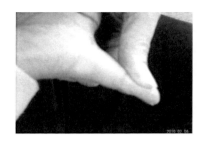
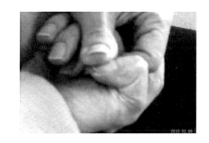

それから、指の運動もやるといい。
（折り曲げ＋開く）×１０回〜×各指

左手の支えなしで）
　　　肩付近まで、保つ、練習。

腕は、極力、伸ばす！

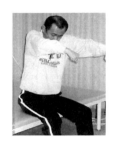

　また、加納先生に教えてもらって、ブリッジ体操も始める。
片足で行うブリッジ体操
（左足を組む→左臀部だけ集中的に鍛えます。）
（左右の写真を比べて下さい。
　　　　　　これでも、踏ん張っているつもりです！！）

加納：ブリッジ体操：
　　両足をついて行うといい。
　　　　臀部を、上げられるところまで上げる。
　　　今度は、ゆっくり上げて、ゆっくり下げる。
　　　　　　　　　　　　　（ふんばる力がつきます。）

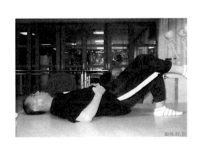
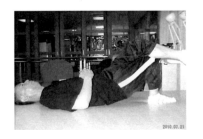

ボールを、挟んでやる体操

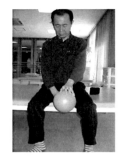 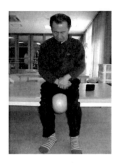

原先生が、指摘してくれる。
"肩甲骨を意識するといいよ！　まだ、背中の張りが足りない！！"

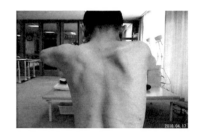 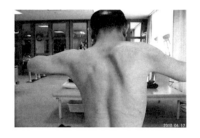

（右肩を見て欲しい。　異常な形をしている。
　　　　　　　　　　　これも、異常な筋緊張の為です。）

［2010年1月23日］　　倒れてから、まる、3年が経過。

［2010年2月27日］（18:45ぐらい）　また、**倒れた**・・・
　　テンカン発作　（倒れた時も、救急車も、覚えていない・・・）

　（19:20ぐらい）　目が覚めた。
　医師が、問いかけてくる。
　　　医師：今日は、何日ですか？
　　　私　：分からないです・・・
　　　　（ホッと、一息ついて、
　　　　　　（ああ、言語の障害は、無かったか・・・））

　　　　　　　２月２８日かな？
　医師：まあ、一日程度のずれは、いいでしょう。
　　　　　今日は、２月２７日。
　私　：そうか・・・　今日は、２月２７日か・・・
　　　　　　　　　　　　　　　　（計３日間、入院。）

（テンカンは、心穏やかにしていないと起きやすいそうです。
　テンカン等を起こした方は、車の運転は、２年間は、法律で禁止！）

［３月１日］　医師：２年は、薬を続けましょう。

　たまたま、言語の先生が、病室に来る。
　　　　　　　　　　　（私、ろれつが、回らなく、喋る。）
　　　私　　　　：こんにちは。　テンカンです。　元気です！！
　言語の先生：・・・・・・・・・？

「声が出ないので、どうにかしてくれ！」と、
「言葉が喋れないので、どうにかしてくれ！」とは、
　　　　　　　　根本的に、違います！！！

［３月］　中津高校から、文集が来ている。
　　興味のある「記憶の話」があるが、膨大な量ので、省略。

「私の考えでは、長期な記憶と、短期な記憶かな。
　　長期な記憶は、稲の話、など。
　　短期な記憶は、平仮名、カタカナ、漢字等、すぐに忘れてしまう。

［３月］　とうとう、数学の問題集は、ギブ・アップ！！
　　　　　　図形（長さ、面積、体積等）が分からない！！　止め！！

［４月］　天気が良くなり、近所の小学校に出かけた。
　　カクン、カクン、・・・と言うのは、無くなったけれども、
　　　代わりに、足が棒のように、突っ張った感じになる。
　　　　　　　　　　　　　　　（時々、スクワットをやる。）

　　　　加納先生。　"立つことは、重要だ。
　　　　　　　　　筋肉は、単一では、動かない。"

　　［注：対になっていないと、バランス良く、スムーズに動かない。
　　　　　表、裏。　引っ張る、縮む等。
　　　　　　　　　　　　　複雑に、調整し合って初めて、動く！］

　（私は、左の足首の筋肉等が、捻れて、歪んでいる感じがする。）
　　私は、両足を揃えて立つことは、難しい。
　　特に、ピッタリと揃えて立つのは、難しい。
　　　　　　　　　　バランスが崩れてしまう！
　　（鏡の前で、ジーーー、と、したままで、１分程度やる。
　　　重力を感じてやる。　たまには、体を揺らすし、休憩も入れる。）

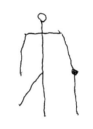 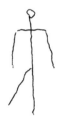 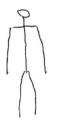 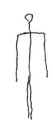

　　杖あり。一本足！　　　　　両脚を踏ん張って立つ。二本足。

　　　　　一本足。バランスが取れない！　　ピッタリと揃えて立つ。二本足。

　　［2010年４月２８日］　岩本先生が、自宅に来てくれる。
　　岩本：（いろいろ話をした後、）復帰は、どうしますか？
　　私　：難しいかな・・・　言語面も、とつとつと喋るし・・・
　　　　　　右手も右脚も、まだまだだし・・・
　　　　　　　　　計算も、追いつかないし・・・・・・

　　岩本：そうか・・・　残念だ・・・・・・
　　私　：でも、ギリギリ粘ってみるよ！　６月中旬一杯！

　　岩本：そうそう講演会の件、ＯＫが出たよ！！
　　私　：それは、良かった！　よろしくお願いします。（後述します。）

［2010 年６月１８日］　正式に断りの電話をする。　　「退職」

　　市川さん。（メール）
　　　　"新しい「吉村正夫」という、一人の人間に、
　　　　　　　　　　　　　　次の言葉を贈らせていただきます。
　　　　　　起こったことは、もう過去
　　　　　　見ていくものは、今と未来
　　　　　　未来を創るのは、今の気持ち
　　　　（（私の、心の師匠から、いただいた言葉です。））"

　　教え子のＴさん。（メール）
　　　　"健康な人には命の大切さを、
　　　　　　先生と同じような病気になった人には、
　　　　希望を持ち前向きに生きることの大切さを伝えられるのは、
　　　　　　　　　　　　　　先生にしか出来ないと思います！"

　　　他にも、いろいろな方から、声を掛けてもらう。　　感謝！！

［６月１９日］
　　加納：呼吸を止めないで！
　　　自然な呼吸でやっては、どうですか？
　　　　フン！　フン！！、と、いっては、ダメな場合もある。
　　　　また、リハビリに、変化を持たせると、良いかもしれない。
　　　　隔日で、スクワット、立ちっぱなし、と、散歩、等。

　　また、原先生が言う。
　　　　　　　　（佐橋君のくれた記事。　また、補足Ａ　参照。）
　　　　"言語がダメになっても、歌を歌って、
　　　　　また、陶芸、絵、文字、字盤、手話、パソコン等によって、
　　　　　　　気持ちを伝える、等、いろいろ手段はある。
　　　　　　　　　　　　　　　可能性はある！！"

［2010 年６月２４日］
　　学校に行く。　退職願の提出。　校長先生らと会う。
　　　　　　　　　　""ありがとうございました。""

　　　（読者の皆さん。　辞令交付まで、間があります。
　　　　　退職しましたが、まだ、１ヶ月程付き合い下さい。）

　　　　手紙を、先生方・卒業生等に、書く。
　　　　　　　　　　退職の挨拶状、御礼。　発送。　「幸せでした。」

（身体機能を高めるため、「こころ」：週１回。
　　　　　　「シクラメン」：週３回とする。）

　　翌日から、洗濯物を洗濯機から取り出して、
　　　　　　　　　　衣紋掛けに吊す役目は、私の仕事とする。
　　　が、面倒だ！　右手が、ダラーンとしたままである。
　　　　　　　脚も不自由（バランスが取れない！）、
　　　　　衣紋掛けを、口に咥えて、左一本で干す、等。
　　　　　　　　　当然、母親に物干し台に干してもらう。

　　また、本の仕上げにかかる。
　　（よほどのことが無い限り、原稿等は許可してくれると思います。
　　　　この場をお借りして感謝します。　ありがとうございました。）

［６月３０日］　「シクラメン」へ行く。
　　そこで懐かしい方に会う。　片桐さん。
　　　　　　　　　　　　（2007年10月ごろ、会っている。）

　　私は、片桐さんが、涙する場面を、よく覚えています。
　　　　片桐さんが言われた。
　　　　　　　"なんで、こんな体になってしまったんだ・・・"

　　私が、執念を持ち続けられたのも、片桐さんらの御陰です。感謝。
　　（片桐さんは、最初、１ヶ月ほど字も書けなかったそうです。
　　　奥さんに、手伝ってもらって、一生懸命、練習されたそうだ。）
　　　　　　　　（片桐さん：シクラメンの利用者さん。）
　　　　　　　（片桐さんは、右脳がやられた。　ショック症状？）

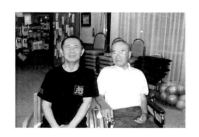　　　　　　　　　　　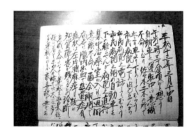

片桐さん　　　　　　　　　　　　倒れた時の様子を綴った物。

［7月］
　加納先生に、足首のリハビリをやってもらっている、様子です。
　　　　　　　　　　　　　　（足首が、45°開いている。）
　　　　　　　　　　　（以下、Ⅰ～Ⅲも参考にして下さい。）

Ⅰ　足首の、リハビリ

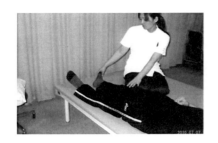 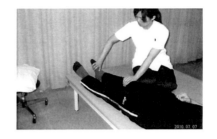

Ⅱ　これはダメ！！
　がに股を、一生懸命に、治しているような感じだが、
実際には、全然、効果が無い！！（下の写真も、参照。）

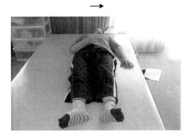 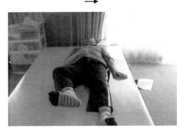 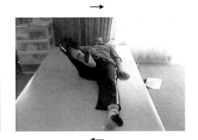

Ⅲ　（真ん中の写真を、よく、見て下さい。
　　　　　　　　　　　　踵が浮いているでしょう！）

自分一人でやる時は、両膝を揃えて、
　　　　　　　　　ゆっくり、ゆっくり、ゆっくりと、やる。
どうしても、踵（かかと）が、浮いてしまうので、
　　　　　　　　　　　　　　　そこを、注意してやる。

応用として、ベッドの上で、
片足立ち（私の場合は、右脚。左ではない！　右の写真を、参照。）
　　　　　　　　１０分程度ジー、としてやると、いいと思う。
　　　　　　　（気を抜くと、直ぐに、へたってしまう・・・）

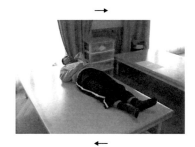 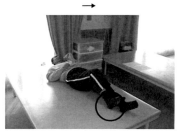 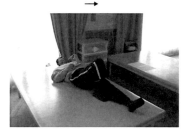

15㎝ぐらいの踏み台を、使ってやるリハビリ。（アキレス腱伸ばし）
両足を床につけ、お腹を突き出すように、
　　　　　　　重心を前方に移動させる運動。
　　　　　　　（10㎝ぐらい、踏み台との間を開けると良い。）

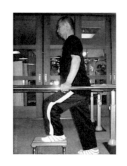 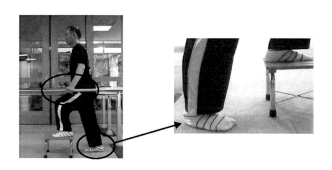

平行棒を使ってやると、良い。

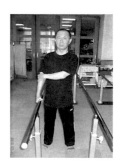 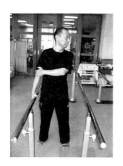 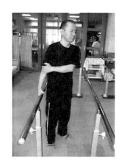

野村先生に、手伝ってもらって、脚の動きを良くする運動。
　　（これが、出来れば、歩行は、ほぼ、大丈夫！（だ、そうです。
　　　　　　　　　　　けれども、完全に治るとは、言えないらしい。）
（右脚を見て下さい。
　　原先生によると、"骨盤で引っ張り上げている。"とのこと。）

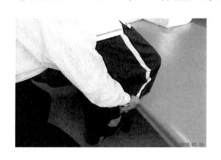 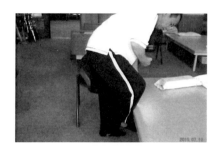

腕を４方向にあげる運動。　　各方向で、５秒ぐらい保つ運動。
　呼吸は自然な形でやる。　　右後方に意識をすると良い。
　　　　　　　　　　　　　　　　　　　　　（野村先生談）

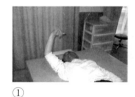 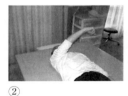 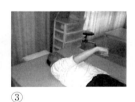 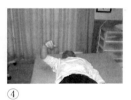
①　　　　　　　　②　　　　　　　　③　　　　　　　　④

重錘を持ってやると、肘が伸びる。
重錘（じゅうすい）：重りが入ったリストバンド。
　　　　　　　　　　　　　　　（写真は、500ｇの重さ。）
　　　　　（リハビリ器具は高い！　100円ショップで十分！）

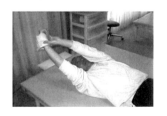

ブルン・ストローム・ステージ
（麻痺の程度を表す物。
　詳しくは、理学療法士等の先生に聞いて下さい。
　国家資格を持った、理学療法士、作業療法士の先生ならば、
　"貴方は、これぐらいでしょう。"と、答えてくれるはずです。）

　私が倒れた時、1とすれば、6段階ある。
　（私の場合、2年目から、歩行等も出来るようになったことは、
　　　　　　　　3～4段に、入ったと思われる。
　　先は長いけれども、諦めてはいけない！
　　　　　　　　　　　　治るか、治らないかは、別物です。）

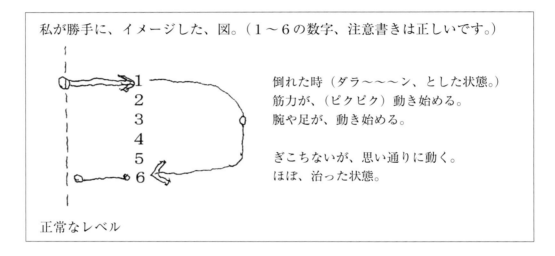

[注：人それぞれです。
　段階を踏まなければ、一足飛びには、無理という話です。]

[注：上記のことは、身体的な物ですが、
　　　精神的な物として、障害を、負った方が通る心理的過程として、
　　　　「障害受容」という物があるそうです。
　　　用語の詳しい説明は、リハビリの先生に聞いて下さい。

　障害を負った方でも、脳卒中を起こされた方でも、生き生きとして、
　　　　暮らしている方は、いっぱい、いらっしゃいます。
　そういう方に、付いていくこと、真似することは、
　　　あるいは、『努力』することは、大切なことだと思います。]

また、こんな運動も。　　右脚、左脚も、同様にすると、良い。

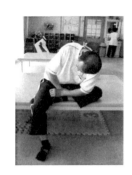 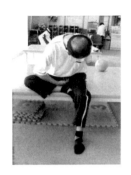

これは良くない例。　　（右側）　　共同運動しか、出来ない。
　　（片麻痺の方は、丸太をひっくり返したような感じになる。）

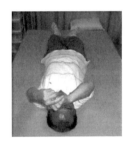 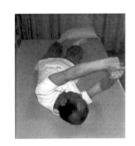 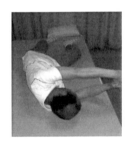

こっちが、良い例。　　（左側）　　分離運動が、出来る。
　　（下の連続写真、参照。　肩、腰が、順番に、動いているでしょう！）

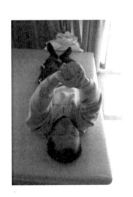 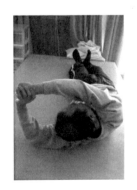 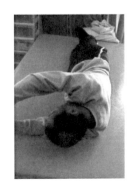

［７月２１日］　野村正成先生が、言われる。

　科学と医学の進歩により、まだまだ、解明されていないものが
　　　　　　　　　　　　　　　　　　　　　たくさんあります。
　　常に、可能性を信じて取り込んでゆくことが、最大の近道である、
　と思います。　私も、多くの学生を世の中に送り出してきましたが、
　全ての学生に、このような教え方をしながら、日夜の勉強が大切だ、
　と言い聞かせました。

「未知との遭遇」という映画もありましたが、
　　これからの医学も全て未知と遭遇であり切り開いていく物です。
　諦めないで、失われた能力をいかに残っている能力で代償し、
　　　　　　いずれ訪れる、可能性を信じて、
　　　　　　　　　　　　　　頑張って欲しいと思います。

加納先生が、言われる。
　　“頑張って！”とは、言えない。
　　“肩の動きは、必ず、治るよ！”とも、言えない。
　　　元通りには、ならないと思うが、
　　　　　　　　　元と近い状態には、なる可能性がある。
　　　　　テイラー博士の言葉が、一番かなぁ・・・・・

　　［注：2008/5　野村先生の言葉。“亜脱臼は、多くの方は、治るよ！”
　　　　2010/7　加納先生の言葉。“肩の動きは、治るよ！”は、
　　　　　　　　　　　　　　　　　　　　全然、違います！］

　どうしても、楽な方へ、楽な方へと流れて行ってしまう。
　　　　　　　　　　　　　　　　　それは、注意してね！

それから、「痛いから、大丈夫！」とは、言えない事もある。
我慢してやっても、かえって、逆効果になることもあります。

それから、ここが、最大のポイントだけれども、
「もう、疲れた・・・　もう、終わりにしよう・・・」とは、
　　　　　　　　　　　　　　ならないで欲しい。
気分を細く、長く、持ち続けて欲しい。
一旦、休むことはあっても、また、起き上がって欲しい。
テイラー博士のように、細く、長くやって欲しい。

私が、取り組んでいる、運動、等。
　　　　（各、３回〜１０回程度。　あくまで、参考にして下さい。）

① 　指を組み合わせる、運動。

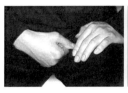 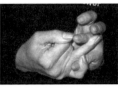 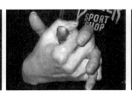 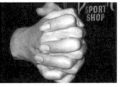

② 　特に、親指を立てる、運動。

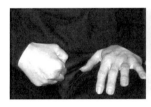 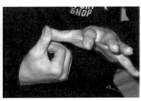 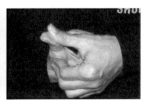

③ 　小指を立てる、運動。　　（人差し指、中指、薬指でも、同様。）

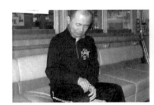 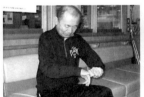 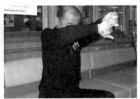

④ 　変な、立ち方をしていると、返って、悪化します。
　　　　　　　　　　　　　　（写真は、省略します。）

⑤ 　姿勢を正して（座る、立つ）、歯磨きを自分でやる、
　　　便所に自分で行く、頭を自分で洗う、服を自分で着る、
　　　箸を使う、装具を自分で付ける等、
　　　　　　　全てに渡って、生活全般を、意識すること。
　　　　　　　　これを、「生活リハビリ」と言う。

⑥　手首をひねる、運動。　　　　　　⑦　手首をひねる、運動。

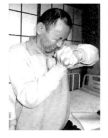 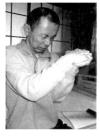　　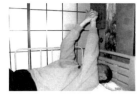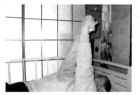

⑧　腕を突き出す、運動。　　　　　　⑨　脚の腱を、揉む運動。

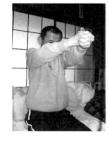 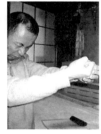　　　　　　　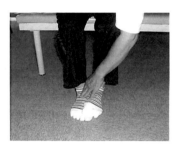

⑩　上体の、運動。　　　　　　　　　⑪　上体の、運動。
　（⑩と⑪は、違います。　でも、共に、良くない写真です。
　　　力まずに！　⑪は、正面に向かってやることが、大切です。）

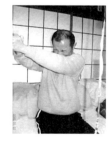 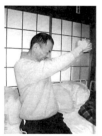　　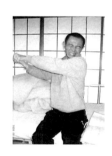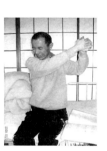

以下、＊ふくらはぎを、揉む運動。　　　　　＊脚を、ずらす運動。
　　　＊脚の指先を、上げる、運動。
　　　＊一本ずつ、骨の間を、ほぐす、運動。（脚、手）
　　　　　　　　　　　　　　さするのでは、無い！
　　　＊靴下は、５本指が、いい（そうです）。
　　　＊指は、麻痺の影響で、皮と爪が、ひっついてしまう。
　　　　　　こま目に、掃除する。　等々・・・・・・

［2010年7月22日］　　　学校に行く。　校長先生らと会う。

退職の辞令を頂く。　　　　　涙ぐむ・・・

　　　ありがとうございました。　本当に、ありがとうございました。

拙い文章で、申し訳ありませんでした。

脳卒中にかかられた方の気持ちは、分かりましたか？
また、失語症等の方を、抱えている御家族等の方々。
　参考になりましたか？　脳卒中の方々。　回復を、祈っています。

さて、講演会の練習をするぞ！！
　（講演会用の原稿は、すでに、作ってある。　１週間、ミッチリ練習！）
　　　後は、中津高校における講演会、終章、補足、後書きのみです。

中津高校に於ける、講演会の原稿。

（2010 年　7 月 29 日（木））

（原稿を持って、読みました。　壇上には、上がれませんでした。）
（参加者は、在校生、約 650 人。　中津高校の教員、約 50 人。
　　　　　　　　　　　教え子、元同僚等、約 30 人。）

こんにちは。　本日は、私の講演の為に、時間を割いて頂き、
　　　　　　　　　　　　　　　　　　　　ありがとうございます。
私は、吉村正夫、と言います。
つい、先日、３年半の休職期間を終え、退職しました。
この中には、もう、知った生徒はいないと思います。
先生方も、ずいぶん変わってしまいました。

言葉が不自由ですので、断っておきます。

Ⅰ、　骨子
まずは、講演の骨子から、話そうと思います。
私は、２００７年1月２３日に、脳内出血で倒れました。
　　　　　（中略。　本文を、参照して下さい。）

Ⅱ、　可能性を信じて！！
中津川市民病院、下呂温泉病院、計８ヶ月入院し、
　　　　　　　　　　　　　　地元に戻ってきました。（中略）
４ヶ月ぐらいして、元同僚から、電話がかかってきました。
　でも、私は、何も、話せませんでした。　悲しかったです・・・
　　　　　"これでは、ダメだ！！"、という、気になりました。
施設のお年寄りの方も、救ってくれました。
　　　９９歳の方が、言われた。　　"必ず、努力が実るよ！"
　　　また、８８歳の方が言われた。
　　　　"痛いから、大丈夫！！　生きている証拠！"
また、あるリハビリの先生が、こう言われた。
　　　"３年間は可能性がある。"

その時点が、分かれ道でした。
　　　"これでは、ダメだ！！"、という気になってやるか、

　　　　それとも、“もうダメだ・・・”、と言う具合で、
　　　　　　　　　　　　　　　　　　　落ち込んでしまうか。

あとは、見ての通りです。
歩行も、不安定ながら、出来ます。
　腕も、多少、上がるようになりました。
　　　（肩の上げ下げを、やってみせる。（略）） 　言葉も喋ります。
　　　計算も、多少、出来ます。
　字も、下手くそながら書けます。 　パソコンも、使えます。

私は、苦労したとは、思っていません。
ここでは、省略しますが、興味のある人は、本を、読んで下さい。
　（本を取り上げて見せる。） 　図書館にも、入れてあります。
一念発起で頑張るかは、あなた次第です。

もう一度、言います。 　最後は、自分です。 　これでは、ダメだ！！

一寸、高校生の皆さんと、よく、似ていませんか？

さて、本題に入ります。

君たちは、同級生とばかり付き合いをしていませんか？
お年寄りの方も、大切にすべきでは無いでしょうか？
　もう、古いとか、遅れているとかは、ないと思います。
あるいは、学校とか、塾ばかり、頼っていませんか？
　宿題は、キチンと、やっていますか？
　　“まあ、いいや、・・・”とは、なっていませんか？
　　　　　１０回練習すべき所を、５回で済ませていませんか？
　　　　　１１回、１２回やっているでしょうか？
貴方は、努力していますか？

３年間は、頑張れるはずです。
楽しければ良い、愉快であれば良い、はたまた、
グータラの生活であればよい・・・、とは、決別してはどうですか？
３年間は、テレビも、ゲームも、携帯電話も、必要ないと思います。
ひたすらに、没頭するべきことに、没頭すべきです。

君たちは、まだ、若いと思います。 　可能性はある、と信じています。

Ⅲ， ノーマライゼイション

さて、私の様な者を見て、どう思いますか？
言葉も不自由です。　壇上にも、上がれません。

惨めでしょうか？　可哀そうでしょうか？

前を進む者にとっては、全然、何ともないことです。
いわば、それが、教員としての役目では無いでしょうか？
学校の中だけで、"教員だよ！"と、いう顔つきをしていても、
　　　　　　　世間では普通の人と、何ら変わりは無いと思います。

教員でも、いずれ、定年は、回ってきます。
病気になったことは、仕方がないことです。
それが、前を進んでいく者の、役目では無いでしょうか？

けれども、いわゆる、"障害者"という定義付けに入る事は、
　　　　　　　　　　　　　　　　　私は、嫌いです。

みんな、生きています。　この世に、生を受けた者たちです。
病気の方もいるでしょう。
　生まれつき、寝たきりの方もいるでしょう。

誰しも、好きこのんで、障害者と、言われる人に、
なったわけではありません。　もう一寸、視野を広げてみて下さい。

障害者の方を、閉め出さないで下さい。
「障害者は、障害者の施設を利用すればよい。」、
　　　　　　　　　　　　という訳ではない、と思います。
住み慣れた地域で、その人らしく生活できることが、
　　　　　　　　　　　　　　望ましいと考えます。

もう一回、言います。
障害者という、言葉は、嫌いです。

ノーマライゼイション、という言葉があります。
　デンマークのミケルソンの提唱した、言葉。
　「人として当たり前の生活が、送れるように社会全体を整える」と、
　　　　　　　　　　　　　　いう考え方です。

どうですか？　今の社会はこういう風に、なっていますか？

IV, 幸せですか？

先日、テレビを見ていると、「幸せ度」と、言う物をやっていました。

そこでは、ブータンという国の、事をやっていました。
９７％の方が、幸せと言っているそうです。
北欧の国の方々は、８５％の方が、幸せと言っているそうです。

では、日本の方は、どうでしょう？
なんと、６５％の方しか、幸せと応えていない、
　　　　　　　　　　　　　　　　と、言う回答をやっていました。

何故でしょう？　疑問です。

　お金を持つ。　　洋服、宝石を持つ。　　あるいは、名誉欲を持つ。
　それとも、健康であり続けたい。
　それとも、勉強、また勉強。　そして、受験。　大学等に、進む。
　　　　　　あるいは、一流の会社に入る。　そして、・・・・・・

果たして、それがいいのか、悪いのかは、分からないです。
時には、私の様に、病気になることもあるでしょう。
悩み、苦しみ、怒り等もあります。

けれども、可能性はある、可能性は無限にある、
　　　　　　　　　　　　　　　　と、信じて欲しいです。

君達は、まだまだ、人生という物が、始まったばかりです。

この講演を聴いて下さった方々。　私は、幸せです。

　　　　　　　　　　ご静聴、ありがとうございました。

　　　　　　　　　　　　　　　　　　（講演会　終わり）

今日は、吉村先生の「退職講演会」に出席させ
ていただき、ありがとうございました。
　先生のお姿を拝見していると、在職中の授業や部活動
教務部などで誠心・誠意、仕事に頑張られていたお姿
を思い出します。今日の「退職講演会」は、先生が一番
輝いていたように見えました。お身体が不自由になられ
た後、幾多の試練を乗り越えられた先生のお姿
は、言葉では表せない輝きがありました。又は、何事に
も無心になって打ち込む姿は美しいものです。
　中津高校の生徒諸君も、先生のお話と生きる姿
に感動してくれたと思います。教員として、生徒たち
に教えておきたい事がたくさん残っていたと思います
が、今日の「退職講演会」は感動と勇気、希望
を与えるすばらしい講演でした。
　ご退職、ご苦労様でした。これからも希望に
向って精進されることをお祈り申し上げます。
　ありがとうございました。

丹羽　肇先生（元中津高校校長）からの、手紙。

　先日は　ありがとうございました。
又、離任式という大事な式に同席させて頂きありがとうございました。
正夫さんにもお話させて頂きましたが、とても感動しました。
前に立ち話をしている正夫さんは今まで見たことがない姿でした。
先生でした。
色々な思いがあって今日までリハビリに取り組んでみえたと思います。
私はこの仕事に就いていますが、いざ正夫さんと同じ立場になった時、
はたしてあんなに強く進むことが出来るのだろうかと思います。
正夫さんの周りに居ただけで、私は何もしていなかったように思います。
すべて正夫さんとご家族が強い思いを持ち進んでみえたと思います。
正夫さん、ご家族に出会えたことに感謝します。
ありがとうございます。

矢頭さんが、ノートに、書く。

急性期、回復期、維持期と、分かれているけれど・・・・・

私の体験からすると、
　　　　　　　"脳内出血は、改善する可能性もある。"と、思います。

私の場合、こうも良くなったのは、
　　　　　　　病院、施設の先生に、頼りきりではなく、
童謡を歌う、"恥ずかしがらずに、喋る！"、口真似、音読、散歩、
それから、模写、下手でもいいから字を書く、
下手でもいいから文章にする手紙を書く、パソコンをかまう、計算、
　　　料理を作る、洗濯物を干す、
　　　　　クイズに応募する（いずれも、左手のみでやった）、
　　　電話をかける、積極的に外に出る、
後は、"手記を出版する！"、"新聞に載せてもらう！"
　　　"恥ずかしからずに、講演会を開いてもらう！"等。
　　　ありとあらゆる手を使って、何でもかんでもやって見たことが、
　　　　　　　　　　　　　　　　　　　　良かったと思います。
また、興味のある、新聞、本、テレビ等を、有効に利用して、
　　　　　　　　　やったことが、良かったと思います。

また、この文中に出た施設等に向かって、
　　　"お願いだから、治してください！"と言う事は、
　　　　　　　　　　　　　　　「無理だ。」と、思います。

私は、運良く、いろんな方々と、出会えたのみです。

ヒントをもらったら、後は、自分のやる気、根気だと思います。

（御家族の力も、大きいと思います。

　　ただし、病気の方に向かって、
　　　　　　　　　　　「頑張れ！」とは、言わないで欲しいです。

　　また、周りの方からも、
　　　　　　　　　「治るでしょう！」とは、言って欲しくないです。）

野村先生が、言われる。

"マウス等で実験をしようとも、未解決な部分、未知数な部分がある。

人間の体、特に、**脳は不思議だ！　未知数だ！！**

だから、まだ、可能性がある！！"

テイラー博士の本から。　　　（特に、8,9章。）
　ジル・ボルト・テイラー著　　「奇跡の脳」　　竹内　薫訳　新潮社

"回復が順調だった理由のひとつは、
　　　ＧＧ（テイラー博士の母親）と、
　　　　　　　　　　わたしがきわめて辛抱強かったこと。
二人とも、できなかったことに、
　　　　　　　くよくよしませんでした。

脳卒中で一命をとりとめた方の多くが、
　　　　　　　　自分はもう回復できない、と、嘆いています。
でも本当は、彼らが成し遂げている小さな成功に、
　誰も注意を払わないから回復できないのだと、
　　　　　　　　　　　　　　わたしは、常日頃考えています。
だって、できることと、できないことの境目がハッキリしなければ、
　　　　　　　　次に何に挑戦していいのか、わからないはず。

そんなことでは、回復なんて、
　　　気の遠くなるような話ではありませんか。"

（吉村正夫）
**　人生は、可能性が、あふれている、と思います。
　　　　　きっと、あふれているはずです。
　人生は、無限では、無いはずです。　有限です。
　　　　　　可能性を信じて！！**

さて、最終章です。

読者の皆さん。
私が倒れた時、夢を見た、といった話は、覚えていますか？
また、中日新聞の本田英寛記者が、取材に来てくれた時、
　　"「ありがとう」とは、どういう意味ですか？" と、
　　　　　　　　　　　　　　　　聞いたことは、覚えていますか？

夢の中に出てきた方よ。　ありがとう。（教え子）
"これでは、ダメだ！！" という、気にさせてくれて、ありがとう。
　御陰で、立ち直れた。　ありがとう。
　御陰で、多くの方にも、勇気、希望が与えられたと思います。
　　　　　　　　　　　　　　　　　　ありがとう。

貴女の、好きな詩を、贈ろう。
　（表紙のデザインは、この詩をイメージして、
　　　　　　　　日本画家：田口昌宏さんに、描いてもらいました。
　「水のいのち」（カワイ出版）（混声合唱組曲　高田三郎＝作曲、
　　　高野喜久雄＝作詞）、「5　海よ」より、一節を引用。
　　　高野さんのご遺族の方。　ありがとうございました。）

　　　　　おお　海よ
　　　　　たえまない　始まりよ
　　　　　　あふれるに　みえて
　　　　　　あふれる　　ことはなく
　　　　　終わるかに　みえて
　　　　　終わることもなく
　　　　　億年の　むかしも　いまも
　　　　　そなたは
　　　　　いつも　始まりだ
　　　　　おお　空へ
　　　　　空の高みへの　始まりなのだ

いよいよ、長い手紙も、終わりです。
　　　　"先生・・・　　　元気でいてね・・・・・・"

大丈夫です。　元気です。
　　　でも・・・　　もう・・・　　　先生では、ありません。

　　　こっちに、おいで・・・　　　ありがとう

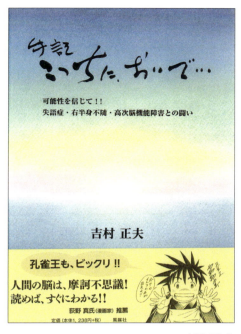

　　　　　　　　　　　　　　　　　（絶版にしました。）
　　　　　　　　　　　　　　　　　（教員としての話。　終）

夢で、出会った、教え子の御蔭で、命も、助かりました。

　　　"こっちに、おいで・・・"
　　　"先生・・・　元気で、いてね・・・・・・"

この本の、御蔭で、多くの方が、救われた、と思います。
　　もし、「参考になりました。」と言われるならば、
　　　　夢に出て来た、教え子に、感謝して下さい。

１６章　治るのか？　結論は？
可能性を信じて！！

補足　　　教え子：Ｈさんからの、メール。

「泣きました・・・
先生の本を見ていると、自分がちっぽけすぎて、
　　　　　　　　　　　　　　　　　　恥ずかしくなった。
先生が、どんな想いで、どれだけ努力してきたかが、
　　　　　　　　　　　　　　　　すごく伝わった。

私は、脳卒中センターで働いていて、
　　　　脳卒中を発症した方と、関わっているけど、
　　その方が、発症する前にどんな生活をしてて、
　　　　　　どんな方だったかっていうことを、
　　　　　　考えて関われていたか、というと、・・・・・・、
　　　　　　　　　　　　　　　　出来ていないな・・・

失語症の患者さんも、
　　　　　よく伝わらないことで、つらそうな顔をしている。

高次脳機能障害、半身麻痺、失語症等、
　　　　　　毎日、目の当たりにしているから、
　　　　先生の復活がどれだけすごいものかは、分かります。

私の病院も、急性期病院なので、まだ、発症して状況が
　　　　　よく分からない状態の患者さんが多いから、
　　　　先生が、下呂温泉病院での記憶が曖昧だった、
　　　　　と書いてあったのも、すごくよく分かった。

自分の患者さんに対する、関わりとかも、振り返りました。
　本当に、読んで良かったです。

先生が体験したことは、私には、計り知れないし、
　　　　　　　自分も脳卒中とかの病気になったら、
　　　　　　あんなに頑張れない、と思います。

　　　　　　　　　　　　　　心に響きました。」

補足

右脚は、筋緊張のため、どうしても、写真のようになってしまう！！
段差があると、ダメ！！

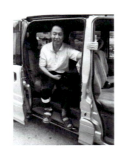 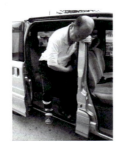 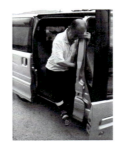 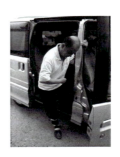

参考

両脚で、踏ん張れる！！

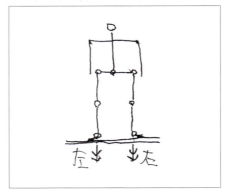

右脚が、浮いてしまう・・・

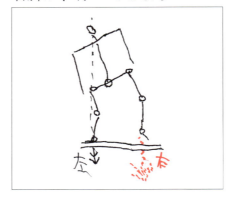

湯船に、入る。
両脚で、踏ん張れる！！

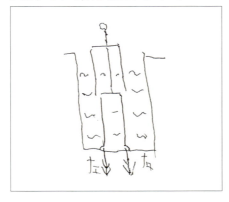

湯船に、入ると、
右脚が、浮いてしまう・・・

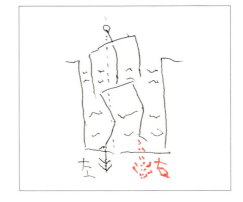

問題点①：
急性期・回復期・生活期の、患者さん・家族の方々は、
『治りますか？』ということに、執着している。
（これは、もっともな、ことです。　私も、そうでした。）

問題点②：　私は、言いたいです。
「訓練ばかりが、訓練ではない。」と思います。
また、訓練は、20分程度しか、やってくれません。
（それは、法律上、仕方ないことです。）

問題点③：ケアマネージャーが、付く（付いた）、と思います。
経験豊富な、ケアマネージャーが、いいと思います。
人伝に、噂（うわさ）を、聞いて見て下さい。

問題点④：在宅・施設等を、紹介される（された）、と思います。
体は、動かし続けたほうが、いいと思います。
散歩することも、大切なことだと思います。
また、特に、言語の施設は、少ない、と思います。
「言語訓練」と言っても、20分程度のことです。
ここをどうするかによって、大きく、変わって行く、と思います。

問題点⑤：介護保険の定義

介護保険、身体障害者手帳、
精神障害者手帳（高次脳機能障害）に、ついて。

ケアマネに、相談して下さい。
「不服申立」、「変更申請」という物も、あるそうです。

補足　A

失った言葉 音楽で表現

三重県伊勢市のアマチュアブルースバンド「JRB」のメンバーで、一昨年三月に脳梗塞で倒れ、失語症になった同県松阪市駅部田町の会社員野呂昇司さん(五五)が、舞台に復帰した。妻のトヨ子さん(五五)は、言葉を失った夫の演奏に、静かに耳を傾ける。

昇司さんはブルースハープと呼ばれる小ぶりのハーモニカを演奏する。始めた時期も理由も、今は言葉を失った昇司さんしか知らない。「楽器を演奏しているなんて最初は全然知らなかった。普段から深い会話をするわけでもなくて」とトヨ子さんは笑う。

一人でこっそり演奏していた昇司さんだが、仕事を通じ現在のバンドメンバーと知り合い、二〇〇〇年から正式メンバーとして小さなライブハウスや飲食店で活動を始めた。

「夫の大切な時間を邪魔したくない」。うすうす趣味に気付いていたトヨ子さんだが、当初はライブ会場に姿を見せなかった。

昇司さんが倒れたのはトヨ子さんが本人に誘われて徐々に足を運び始めた直後だった。

入院して約一週間。ベッドに横たわる昇司さんはほとんど反応しない。ところがある日、バンドメンバーが練習音源を収録したCDを病室で流すと昇司さんは突然、涙を流し

ライブに向けてブルースハープを練習する野呂昇司さん＝三重県伊勢市で

た。「何かのきっかけになってほしい」。トヨ子さんは願った。

約五カ月の入院生活と自宅療養の後、周囲の勧めもあり、昇司さんは昨年十一月、ステージに再び上った。十数人を前に二十分間ステージに立った。トヨ子さんは「失敗して半べそをかくんじゃないか」と心配したが、変わらない夫の姿があった。

「言葉を失っても良かった」。以来、夫の言葉を聞きにライブに足を運び、昇司さんに近い席に座る。「言葉にならなくなった伝えたいことや感情を表に出そうとしている」。夫の言葉を聞き逃さないために。

（伊勢支局・渡辺大地）

虹

中日新聞の記事より（2010/8/17 付け）

記事：B、C、Dがありましたが、
　　　あまりにも、字が、小さすぎるので、省略します。
　記事は、中日新聞、松本支局：武井孝博記者の物でした。
　武井孝博記者は、御自身も、失語症になり、
　　　　そのことを、記事にされました。

補足　E

社会復帰支援で格差

高次脳機能障害

窓口整備も　無理解に苦しむ

いきいき人生

交通事故などによる脳の損傷が原因で、注意力が低下し社会生活が困難になる「高次脳機能障害」。国が対策に乗り出したこの十年で、診断基準が確立し相談窓口も各地に整備された。当事者の事業の取り組みにより地域格差が大きい。

（佐織大）

中日新聞の記事より（2011/10/5付け）　（注：資料を一部加工）

介護認定と、障害者手帳（半身不随、言語等の記録）は、違います。

全然、別物です。
　詳しくは、ケアマネージャーさん等に、聞いて下さい。

介護認定調査用紙には、「特記事項」を、記入する欄があります。
　　困ったら、
　　　　　　そこを有効に利用すれば、良いと思います。
　　（失語症、半身不随、高次脳機能障害、等。）

　　　また、困る事があれば、調査員に、
　　　　　　　　「残らず、言えば、良い。」と思います。
　　（他にも方法はある。　地域包括支援センターを活用、他。）

また、介護認定審査会と言って、
　　　　　　　医師や有識者が作る、機関があります。

調査員には、
　　介護認定を上げる・下げる等を言う権限は、
　　　　　　　　　　　　　ありません。

お願い：
　　"上記のような事は、どうでもいいでしょう。"と言われる方は、
　　　　　障害者、病気の方の気持ちを、分かって欲しいです。

　　　　　　　　　　　　惨めになります。

補足　F

新聞

2011年（平成23年）1月6日（木曜日）　Ⓒ中日新聞

若年脳損傷リハビリ病床

4月、全国初、長野の病院に開設

病気や事故で脳に損傷を負った「若年脳損傷者」専用のリハビリ病床が四月、長野県厚生農業協同組合連合会が運営する鹿教湯三才山リハビリテーションセンター（同県上田市）に開設される。家族らでつくる「若年脳損傷者ネットワーク」（大分県）によると、若年脳損傷者は法律のはざまに置かれて十分なリハビリなどが受けられないことが問題になっている。

脳に損傷を受けると、手足が不自由になったり、言語や記憶に障害が起きて意思疎通が難しくなったりする。だが、若年（十八～六十四歳）の患者は一部の病気を除いて介護保険などの対象から外れ、長期のリハビリが必要でも医療制度が不十分なため入院を拒まれるといったこともある。

センターが運営する三才山病院に開設し、十六床用意する。これまでもリハビリ訓練が大幅に削減されるが、同病院は病態に応じて現行制度の十倍以上の一日二百二十分（最長）のリハビリを実施する。

若年者はリハビリを続ければ機能回復する現行の医療制度でケースがあるためで、同病院ではつえを使った歩行が可能になったり、職場復帰を果たした患者もいる。

若年脳損傷者ネットワークによると、全国的な患者数の統計はない。二〇〇六年の長野県の調査で県内の七十六人が該当することが分かったが、回答は一部にとどまり実数はもっと多いとみられる。

鹿教湯三才山リハビリセンターは、長野県一

厚生連が二〇〇七年、長期間のリハビリを中心とした三才山病院を中心に、回復期医療を中心とした鹿教湯病院、豊殿診療所などを統合し、設立した複合医療・福祉施設。病床数は六百六十六。

多様なリハビリを

日本リハビリテーション医学会の里宇明元理事長の話　脳損傷者は、必要なリハビリを必要なだけ受けられるという状況には程遠いのが現状。身体だけでなく、専門医による定期的な診療や、復学のための教育、就労・職場復帰を目指した職能訓練などが求められており、三才山病院の取り組みに期待したい。

中日新聞の記事（2011/1/6付け）より

失語症・高次脳機能障害に、ついて。

もう一度、言いたいです。　吉村正夫は、ド素人です。

私が、何故、失語症・高次脳機能障害が、改善したのか？
　　　　　　　　　　　今持って、分かりません。

世の中には、治せる病気は、ほんの少ししか、ありません。

星の数ほど、病気があって、
　　　　　　治せる病気は、ほんの少ししか、ありません。

脳卒中の、症状は、人、それぞれです！！

失語症と言っても、種類は、あります。
　　10 種類、100 種類、10000 種類、・・・・・・

高次脳機能障害も、100 種類、10000 種類、・・・・・・

　　　（「失語症」という症状も、
　　　　　　　　　　別段、名前を付けてあるのみです。）

それを、素人が、
　　「脳卒中が、治りました！」と、いう意見には、
　　　　　　　　　　　　　　　　　納得いきません。

でも、可能性は、信じたいです！！

　「失語症・高次脳機能障害」は、
　　　　　　　　　　　私には、分かりません。

補足　　「何故、このような本を、出版されたのですか？」
　　　　　　　　　　（と、涙目になって、話しかけて来る。）

私は、小学生の時、祖父が、**脳梗塞**で倒れ、
　　　その時は、"祖父も、いずれ、立ち直り、また、
　　　　　元気になって来るだろう。"と、思っていました。

けれども、祖父は、寝たきりになり、
　　　祖母が、祖父の下の世話をやっていました。

家族一緒に、動物園に行っても、
　　　祖父は、涎（よだれ）を、垂らしているし、
　　　　　私は、"嫌だな・・・　汚いな・・・"と、思っていました。

　中学に進みましたが、祖父は、亡くなりました。
　もう、遅かったです。

そこで、高校は福祉科を選び、この仕事に就きました。
　　　この本で、そのことを、改めて、思い出しました。」
　　　　　　　　　　　　　　　　　　　　　　（加藤亜也那さん）

補足　　（従兄）

　脳卒中の患者の立場から見た、世間の常識や、
　　　　一般論との様々な食い違いが、詳しく書かれていて、
　　　　　　　　　　　　　　　　　　　勉強になりました。

補足　　歩行・立ち座り・掌（手のひら）に、ついて。

　歩行・立ち座りが、出来る方は、ゆっくりとでも、
　　　　　　　杖・手摺り等を、使っても、やって欲しいです。
　ぼ〜〜〜として、イス等に座っていることは、**良くないです！！**

　また、掌は、固まってしまうことが、多い、そうです。
　　　掌は、ジュクジュクに、なってしまうことも！！
　　　　掌は、頑張って、**ひろげることが、いい！！**

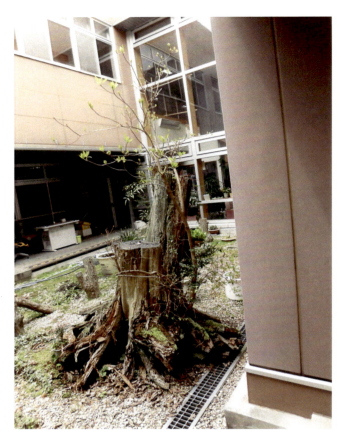

「木の切り株から、また、木。
　切り株の樹種は、針葉樹。　生えてきた樹種は、広葉樹。
　　　　逞しい！！（たくましい！！）」

（施設：「シクラメン」の、中庭にて。　写真：吉村正夫）

［注：脳卒中（切り株、針葉樹）になろうとも、
　　また、新たな道（広葉樹、芽）が、拓ける！！

　　中途障害者は、仮に、元通りの生活に戻らないとしても、
　　　新たな人生を、歩むことが出来ます。］

脳卒中の診断の権限は、
　　　　　医師にしか、ありません！！

吉村正夫は、ド素人です。
　　医師・リハビリの先生でも、何でも、ありません。

特に、１年半で、失語症・高次脳機能障害が、
　　　　　　　　改善した理由が、分かりません。
　　責任持てないので、講演会等は、やりません。
　　　　私は、紙一重で、助かった「のみ」の者です。

諦めずに、やり続けた、結果です！！
　　（「脳卒中　改善！！」、
　　　「失語症　訓練帳　言葉が、しゃべれた！！」。）

よって、私の、一経験談を、書いた本を、出すのみです。

私が、すべての症状を、書いた本なぞ、**無理**です！！
　　失語症では、ブローカ失語、ウエルニッケ失語、・・・
　　歩行では、内股、ガニ股、・・・
　　高次脳機能障害では、改善した理由が、分かりません！！

「羨ましいなぁ・・・　　（うらやましいなぁ・・・）
　　あの人は、改善したのに、私は、改善しない・・・」

　無理です！！！
　　　脳卒中の症状は、人、それぞれです！！
「でも、努力すれば、生活の質は、
　　　　　　少しずつ向上するでしょう！！」

だから、**可能性を信じて！！**

３大疾病
（がん・急性心筋梗塞・**脳卒中**）

年間、約25万人の方が、脳卒中で、倒れています。

家族の方が、脳卒中に罹られたら、
　"早く、治したい！"ということは、分かりますが、
まずは、
　　焦らずに、医師の診断を、受けて下さい。
　　　医師は、医師なりに、対応してくれます。
　　　医師に、軽度～中度～重度か、聞いて下さい。

それから、リハビリの先生方の、指導を受けて下さい。
また、リハビリの先生方と、一緒に、
　　　　　　順番に、改善する方法を、探して下さい。

それから、本を、探して下さい。
　　　重度の方は、重度の本を、探して下さい。
改善すれば、重度→中度→軽度の本に、移って下さい。
　　　　　（別段、私の本で、なくても、いいです。）

[注：餅は、餅屋。
　　「物事は、それぞれの分野の専門家に任せるのが、良い。」、
　　　　　　　　　　　　という意味の、ことわざ。

　　医師は、医師です。　リハビリの先生は、リハビリの先生です。
　　　　脳卒中患者は、脳卒中患者です。　素人は、素人です。]

［注：
2007年1月　倒れた・・・
2012年12月　全国版の出版が、決まった！！

2013年1月～2013年7月
出版が決まった後で、全然、関係の無い、
　中津川の町工場の2人の野次馬社長B・社長Cから、邪魔が入る。
「出版は、これでは、ダメだ！！　200万部、売れなければ！！
　インターネットでやれば、いい！！」と言って、
　　　　　　　　　　　　　　　　　しつこく、邪魔してくる。

そのくせ、2013年7月、謝りもせず、てのひらを、
　　　　　　　　　　　ひっくり返したように、社長Bが、言う。
　　　「吉村君は、言葉が不自由だから、食事会でも、いいよ。」
私が、文句を言うと、邪魔したことなど棚に上げて、
　　　　　「野次馬とは、何だ！！」と、怒鳴り込んで来る、社長B。
野次馬を、"野次馬だ！！"と言って、何が悪い！！
　　　　　　出版は、もう、決まっています！！
　　　　　　　　　　　　やるならば、自分で、やれよ！！
また、言う！！　「本が、売れなくても、知らんよ！！」
馬鹿か！！！
　　　　"「すべて」の人に、脳卒中になれ！！"とでも、言うのか！！

社長Cも、「ぶっひゃひゃひゃ～～～」と、鼻で、せせら笑う。
　　　　　　狂っているのか？　脳卒中患者を、馬鹿にしている！！
2013年7月　別の時、また、社長Cが、ふざけたことを、言う。
　　テレビに出演した、**素人の堀尾憲一の講演会**を、聞いて来て、
　　　　　　　　　「**脳卒中は、治るよ！**」と、言う。
馬鹿か！！！
　　　素人で、**治せるならば、医師も、要らないはずだ！！**

2019年12月　人伝に、聞く。
　　　　「社長Bは、脳卒中で、倒れた。」
　　　　　　（2020.4.　社長、交代。　社長Bは、会長に。）
　　　社長Cよ！！　社長Bを、
　　脳卒中のすべての方を、治してやれよ！！

127

―――「すべて」の方に、通用する本。―――
　　無い・・・・・・

　　　吉村正夫の本 ―――――
　　重度～中度～軽度　一部の方で通用する本。

　　　　素人の堀尾憲市の本：「奇跡の復活」―――――
　　　　極めて、軽度のみの人で、通用する本。
　　　　レベル1：極めて、軽度！（数十日で、歩けた）

堀尾憲市は、**素人**でしょう！！
　　医師でも、なんでもないでしょう！！　自慢話は、要らない！！

　脳卒中は、小学校の、〇、×のような物では、行きません。

　脳卒中の症状は、人、それぞれです。
　　　「脳卒中になった。
　　　　　が、ピンピンとしている人も、います。

　　　　　片腕が、不自由な方も、おられます。
　　　　　片脚が、不自由な方も、おられます。

　　　　　言葉が、しゃべれない方も、おられます。

　　　　　字も読めない方も、おられます。
　　　　　平仮名も書けない方も、計算も出来ない方も
　　　　　パソコンも、打てない方も、おられます。

　　　　　寝たきりになってしまう方も、おられます。
　　　　　亡くなってしまう方も、おられます。」

　　　世の中には、星の数ほど、症状があります。

人、それぞれです！！

脳卒中を、治す方法は？

医師や、リハビリの先生方が、
　　　　　症例研究・症例検討会を、やっておられます。
また、各病院・各大学論文が、出しています、が、
一向に、「"すべての脳卒中が、治りました！！"」の、
報告は、今のところ、入ってきません！！

もう一度、言います。
まずは、医師に、相談して下さい。
　　　　　軽度〜中度〜重度か？

それに、改善方法を、知っているかも、知れません。
　　　　（相向かいに座って、話を、聞いて下さい。
　　　　　インターネットで、調べることは、ダメです！！
　　　　　　一般的なことしか書いていないので！！）

残念ながら、
　　　　そこまで（脳卒中が、すべて、治りました！）は、
　　　　　　　　　医学は、進歩していないです。

私の脳も、左脳が、死滅しています。
　　　　　　　　　今のところ、再生は、出来ません。
脳は、また、新しく、自然に、ニョキニョキ、
　　　　　　　　　生えてくる物では、無いです。
　　　　　私は、幸いなことに、助かったのみのことです。

でも、改善する方法・刺激を与え続けでやれば、あると、
　　　　　　　　　　　思います。

じ〜〜〜、と、していても、再生は、出来ませんが、
　"新しく、回路が、出来る、可能性は、ある！！"と、
　　　　　　　　　信じています。

治るのか？　結論は？　可能性を信じて！！

脳卒中の、治療・研究は、
　　　　　発展途上です！！

残念ながら、
　　　　そこまで（脳卒中が、すべて、治りました！）、
　　　　　　　　　　医学は、進歩していないです。

すべての脳卒中患者を、治すことは、不可能です。

　　　これで、脳卒中の実情は、分かりましたか？

脳卒中は、まだまだ、認知されていません。

半身不随のみでは、ありません。
　　　　失語症・高次脳機能障害等も、あります。

また、軽度（かすり傷）から、
　　　　重度（死に、至る）まで、
　　　脳卒中の症状は、人、それぞれです！！

まだまだ、人の知らないことは、いっぱい、あります。
　　　　　人は、誰しも、素人です。　**医師でも・・・**

脳卒中を、完璧に、治す方法は、
　　　　　　　　何も、有りは、しません。

素人が、神の領域には、
　　　　手を、突っ込むべきでは、無いです。

でも、改善する、可能性は、ある、
　　　　　　　　　　　　と、思います！！

そして、少しでも、いいから、
　　　　改善するように、努力して下さい。

焦らず、諦めず、粘り強く、
　　　　　　　頑張って下さい。

もう一度、言います。

脳卒中の、治療・研究は、発展途上です！！
脳卒中は、すぐには、改善しません！！

でも、時間をかけると、努力すれば、
　　　改善する、可能性は、ある、
　　　　　　　　　　　　と、思います！！

可能性を信じて！！

「脳卒中に、なってしまった・・・」と、言われる方。

でも、生きていられて、良かったですね！！
命が助かった「のみ」でも、良かったですね！！

私も、命を、落とす、ところだったので！！

私は、右手が動かないし、歩行も脚を引きずっているし、
　　言葉も、すらすらとは、しゃべれないし、・・・

でも、幸いなこと、言葉もしゃべれるようになりましたし、
　　　　　　　　　　　　　　　　　　　本も書けました。

まずは、何でも、いいから、やってみて下さい！！

"何も、出来ない・・・"
　　　　　　　　　⇒　そんなことは、ありません！！
　一字書の練習（一字のみ！　文章・助詞の必要は、無し！）、
　言葉の練習で、童謡で、鼻歌でも、いいから、歌おう！！、
　散歩も、大事！！　・・・・・
　　　　　　　　　　是非、やってみて欲しいです！！

あなたも、何でも、いいから、
　　　　　　　　　やってみて下さい！！

　　　　　　　　　　　　吉村正夫の、一例でした。

読者の皆様も！！

だ・か・ら・こ・そ！！
脳卒中には、予防が、大切です！！

私は、脳卒中で、困っている方に、
　　　　　　　　　実情の本を、届けたかった！！

私は、『私の気持ち・脳卒中の方の気持ちを、
　　　　　　　　　読み取ってもらいたかった』ので、
　　　　　　　　　　　　　　　本を、書きました。

脳卒中で、困っている方（ご本人、家族の方等）に、
　　　　　　　　　実情の本を、届けたかった！！

私は、正しいことを、届けたかった！！
よって、「私は、分からないことは、分かりません。」と、
　　　　　　　　　　　言って、正直に、書きました。

大半の人は、"頭が、痛い・・・
　　　　　　　でも、そのうち、治るだろう！"と、
　　　　　　　　思っているようだが、それは、違う！！
　　　　　　　　　　　　　　絶対に、違う！！！

脳卒中は、「治るでしょう！」、「治る！」とは、
　　　　　　　　　　言い切れないです！！

人は、いつ、なんどき、
　　　　　倒れるか、分かりません！！

また、先にも、言いましたが、
　　　　脳卒中の症状は、人、それぞれです！！

　　　　　　　ノーベル賞級の本だったら、困る方が、居る！！
　　　　　　　　　　永遠に続くだろう、脳卒中！！
自慢話は、要らない。　困っている方が、いっぱい、いらっしゃる！！

後書き

本を、読んで下さった方々。　　ありがとうございました。
文責は、全て私にあります。　　説明不足の点等は、許して下さい。
　もう一度、言います。　　私の本は、体験記・経験談です。

文中、私は、良い人間として、登場しましたが、
　　　　　　　　　そんなことは、ありません。　　悪いこともしました。
また、極めていい加減な、人間です。
　　　　　　　　失敗もしたし、傷つけた方もある。　　必ず・・・
言い訳ばかりの、人生でした。
　私の教員生活で、迷惑をおかけし方々。
　特に、教え子の方々。　　謝ります。

ある高校の時、担任していた生徒を、２人亡くしました。
　　　　　　　　　　　　　　　　　　ご冥福を祈ります。

そして、私に関わった全ての方々。　　謝ります。
　　　　　　　　　　　　本当に、すみませんでした。

どうか、この手記に免じて、また、この身を持って、許して下さい。

私は、「こころ（言語療法）」を、2011年２月一杯で、止めました。
施設に通っていても、すらすらとは、喋れないので、止めました。
周りの方は、“良くなっている！”と言って下さるが、
　本人は、実感が無いです。（相変わらず、自由な会話になると、
　“私が、・・・で、に、・・・お茶、・・に、は、を、下さい。”
　　　　　　　　　　　　　　　　と、言った調子です。）

ある方は、“どうして、「こころ」を止めてしまうの？”と、
　　　　　　　　聞いてくれますが、言語療法は、もう、いいです。
笑われても、恥ずかしくも、何でもありませんから、結構です。
　　　　　　時間が、勿体ないです。　　訓練は、自分でやります。
　　　　　　　　　　　　　　　　お世話になりました。

長野失語症友の会（発行）の、チラシによれば、
“失語症は、よい刺激と安心して暮らす環境があると、
　　　　少しずつ改善する。”と、あります。
　　まあ、それに、かけてみよう！、と思います。

「虐め」に遭っている、障害者の方々。
私も障害者として、虐めにあったことが、多々あります。
　それ以外の「虐め」に遭っている方も、敢えて言います。
　　　　　　　　　　　　　　　　　　　頑張って下さい。
せめて、「障害者」ではなく、
　チャレンジド・ピープル（challenged people）と、
　　　　　　　　　　　　言う言い方に、変えて欲しいです。

私が出来るのは、可能性を信じて、ひたすら努力すること、
　　　　障害者の気持ちを伝える本、半自筆の本を作る程度の事です。

私は、本を作り上げるのに、発病からは、十数年年、かかりました。

本を、作ることになって、ご協力頂いた皆様。
　　　　　　　　　　　　　本当に、ありがとうございました。

出版社の皆様。　お世話になりました。　ありがとうございました。

私の本は、終わりますが、失語症・半身不随等が、
　　　　　無くなるまでは、読み継がれていく物であれば、幸いです。
　　　　　　　　（健康な方は、どうか、そのままで、居て下さい。）

私は、一人の人間として、また、新たな人生を、目指します。
　　もう、私のことは、いいです。　十分に、元気に、なれました。

　　　　　　　　　　　　　　　　　　吉村正夫　完

　　　　　　ある方の言葉を、借りて、言います。
　　　　　　　　"そっとしておいて、ください・・・"

［注：「失語症　訓練帳　言葉が、しゃべれた！！」も、
　　　　　　　　　　　　　　読んで見て下さい。
　　失語症の方の気持ちが、よく、分かる、と、思いますから。
　　　　　　　　　　　　お願いします。**裏面、参照。**］

看護の科学新社　（ホームページ）
https://kangonokagaku.co.jp

「失語症　訓練帳　言葉が、しゃべれた！！」

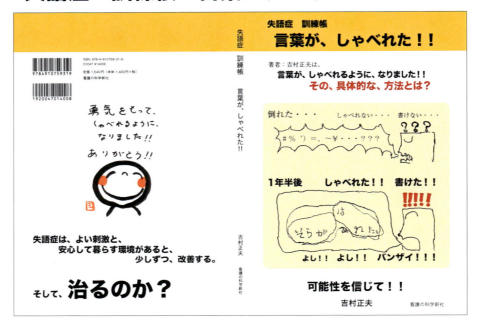

次の方法に、従って下さい。

◎：一般の書店では、カウンターで、注文して下さい。
　　書店では、どこを、見まわしても、無いです。
　　　　　　　　　　　　　　　　　送料、不要。

○：「看護の科学新社」に、注文して下さい。
　　　　　　　　　　　　（TEL：03-6908-9005）

　　送　　料：全国一律200円。商品5,000円以上の購入で送料無料。
　　そ の 他：銀行振込の場合は、振込手数料をご負担ください。
　　発送時期：ご注文から2〜3日以内に発送致します。

△：ネット書店(アマゾン、楽天、等)で、検索。
　　「メーカー取り寄せ」等の、表示があれば、
　　あてにせず、「看護の科学新社」に、問い合わせて下さい。

＊最後に＊
　文章表現等、おかしな部分があるかも知れませんが、
　　　　　　　　　　　　　　　　　文責は、著者にあります。

（病院名等の許可は、当時の院長等から、得ています。
　文言は、私が書きましたが、事実です。　虚飾はありません。）

[注：よほど、誤記等は、無いと思いますが、
　　　　　　　　　　　　　　もし、あったら、ご了承ください。
　　なお、所々、「手記　こっちに、おいで・・・」等に、
　　　　　　　　　　　　　　　　　　　なっていますが、
　　　　「脳卒中　改善！！」に、読み替えして下さい。]

＊：感想等は、看護の科学新社まで、郵送して下さい。
　　　　　　　奥付に、住所が書いてあります。　転送してくれます。
　　　　　　　　　　　　郵送料が、必要です。　お願いします。
　　また、何時まで経っても、返事が来ない場合は、
　　「吉村正夫は、もう、居ないのか・・・」と、思って下さい。

＊：もう一度、言います。　吉村正夫は、ド素人です。
　　医師・リハビリの先生でも、何でも、ありません。
　　　　　　　　　　　　診断・手術・訓練等は、やりません。
　　特に、何故、突然、１年半で、失語症・高次脳機能障害が、
　　　　　　　　　　　　改善した理由が、分かりません。
　　　　責任持てないので、講演会等は、やりません。
　　　　私は、紙一重で、助かったのみの者です。

＊：本書は、2007.1.23.〜2024.5.22.のことを、書きました。

内容説明・広報文
　脳卒中で倒れ、ＩＣＵ（集中治療室）に、運ばれた・・・
　　医師が、言ったそうだ。「３日間が、勝負だ！！」

　でも！！　その後、幸い、改善しました！！
　　「しゃべれるように、なりました！！」、
　　「杖無しで、歩けた！！」、等。

　入院・施設に入った時のこと、
　　　　　　気持ちの揺れ動き、体のこと等が、よく、分かります。

　やる気が、出る、本です！！　読んで見て下さい。
　そして、参考にして下さい！！

著者略歴
　1960 年　岐阜県中津川市生まれ。
　　　　　　岐阜県の教員になる。
　2007 年 1 年 23 日　脳内出血のため、倒れ、
　　　　　　　　　失語症・右半身不随・高次脳機能障害になる。
　2010 年 7 月 22 日　退職。　以後、脳卒中の方に、本を、書く。

著書
　脳卒中　改善！！　　（看護の科学新社）
　失語症　訓練帳　言葉が、しゃべれた！！　　（看護の科学新社）

脳卒中　改善！！

2024年11月30日　第1刷発行
（定価はカバーに表示してあります）

著　者　吉村　正夫

発行者　濱崎　浩一

発行所　株式会社 看護の科学新社
　　　　東京都新宿区上落合2-17-4
　　　　TEL 03-6908-9005　FAX 03-6908-9010

印刷・製本／昴印刷株式会社

ISBN978-4-910759-30-2
無断転載・転載を禁ず。